ABNEHMEN MIT hCG

Einfach und kompakt

Carola Ralumi

ABNEHMEN MIT hCG

Einfach und kompakt

riva

Bibliografische Information der Deutschen Nationalbibliothek:
Die Deutsche Nationalbibliothek verzeichnet diese Publikation in der Deutschen Nationalbibliografie; detaillierte bibliografische Daten sind im Internet über http://d-nb.de abrufbar.

Für Fragen und Anregungen:
info@rivaverlag.de

Originalausgabe
1. Auflage 2015

Nymphenburger Straße 86
D-80636 München
Tel.: 089 651285-0
Fax: 089 652096

Umschlaggestaltung: Pamela Machleidt
Umschlagabbildung und Abbildungen im Innenteil: Shutterstock, S. 19: iStockphoto
Layout, Satz und Bildbearbeitung: mediathletic bild + design · www.mediathletic.com
Druck: Interpress Kft., Ungarn
Printed in the EU

ISBN Print 978-3-86883-684-4
ISBN E-Book (PDF) 978-3-86413-853-9
ISBN E-Book (EPUB, Mobi) 978-3-86413-854-6

Weitere Informationen zum Verlag finden Sie unter
www.rivaverlag.de
Beachten Sie auch unsere weiteren Verlage unter
www.muenchner-verlagsgruppe.de.

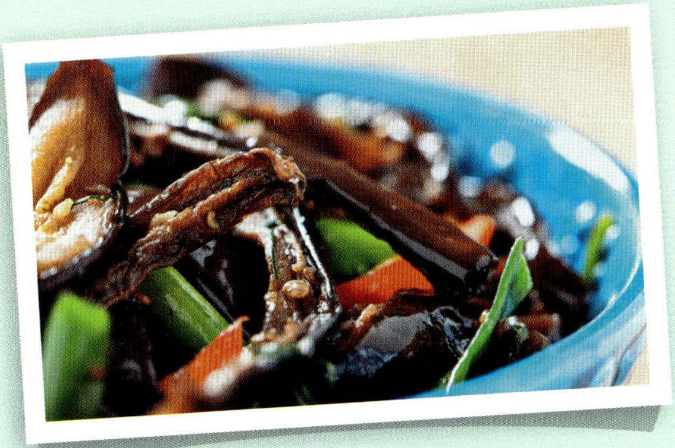

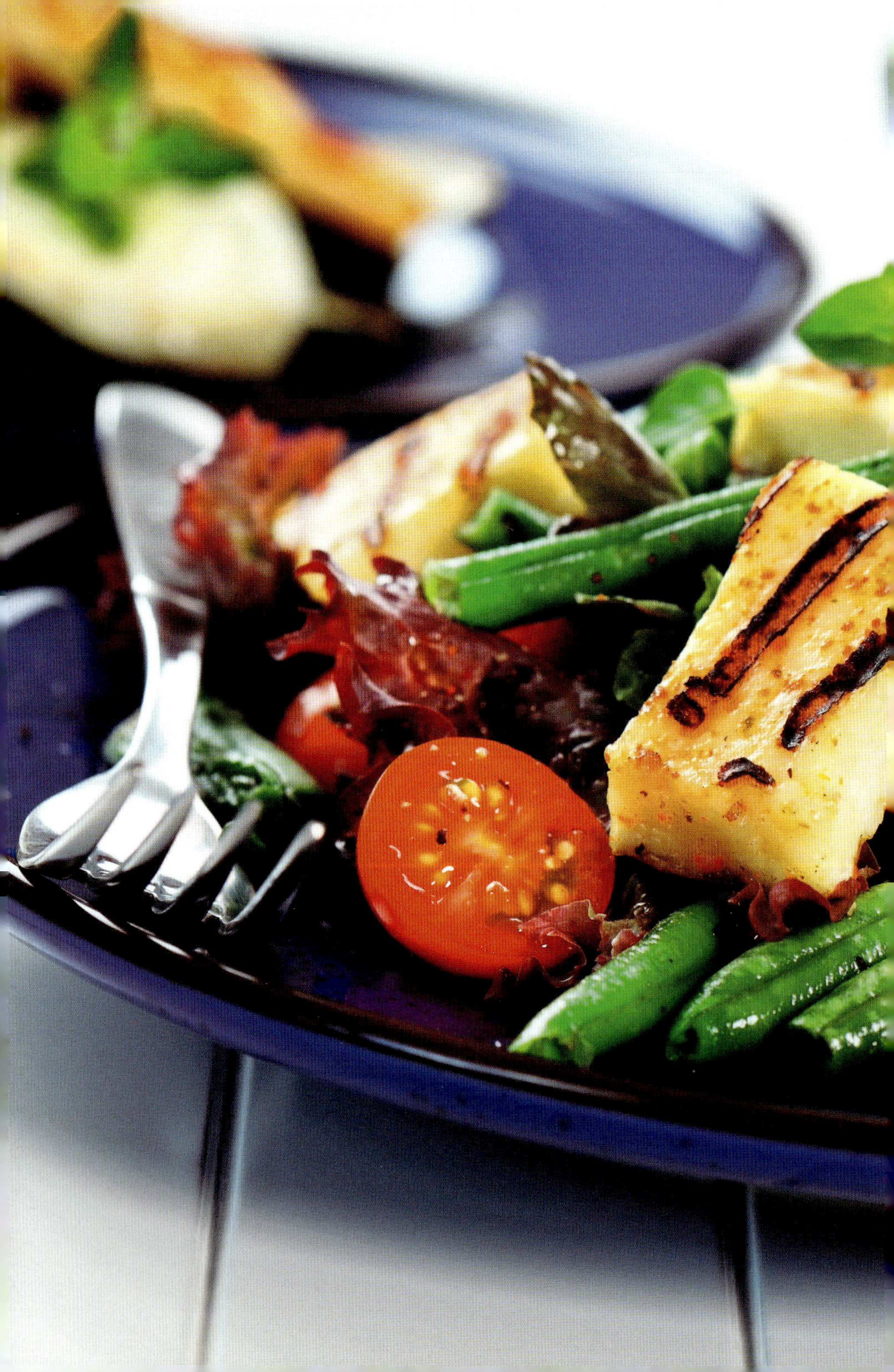

ABNEHMEN MIT hCG

Warum nehme ich nicht ab? Ich esse doch schon so wenig! Immer mehr Menschen stellen sich diese Frage. Die Antwort darauf hat schon vor über 60 Jahren ein britischer Arzt gefunden: Übergewicht hat nicht nur mit falscher Ernährung oder mit zu wenig Bewegung zu tun – es entsteht vor allem im Kopf! Genauer gesagt im Hypothalamus, der Hirnanhangsdrüse. Von dort aus werden Stoffwechsel und Hormonsystem gesteuert. Gerät diese wichtige Schaltzentrale außer Tritt, hat das Einfluss auf Hungergefühl, Fetteinlagerung und vieles mehr.

Wir wollen Sie in diesem Buch aber nicht mit langen wissenschaftlichen Erklärungen langweilen, sondern nur die wichtigsten Informationen zusammenfassen, damit Sie verstehen, warum und wie Ihnen hCG beim Abnehmen helfen wird und wie Sie hCG am besten nutzen, um den größtmöglichen Diäterfolg zu erzielen.

Auf den nächsten Seiten beantworten wir kurz und leicht verständlich die wichtigsten 25 Fragen rund um die Wirkungsweise und Anwendung.

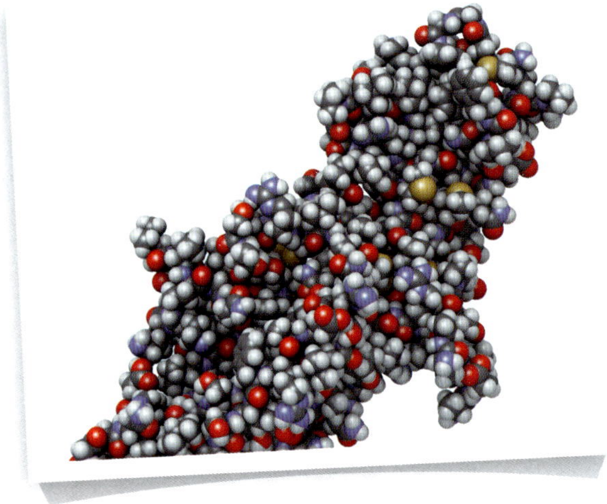

1 Was ist hCG?

hCG (humanes Choriongonadotropin) ist ein hormonähnlicher Botenstoff, den Ihr Körper, egal ob Mann oder Frau, in geringen Mengen selbst herstellt. Besonders viel davon produzieren Frauen während der Schwangerschaft.

2 Wie wirkt hCG?

Die Natur sieht vor, dass werdendes Leben besonders geschützt ist. Hat eine schwangere Frau – aus welchen Gründen auch immer – ein Nahrungsdefizit, bewirkt das hCG in ihrem Körper, dass in erster Linie die Fettreserven zur Energiegewinnung verwendet werden und nicht wie normalerweise üblich die Muskelmasse, die dann schrumpft. Diese Erkenntnis machte sich Dr. Albert Simeons in den 50er-Jahren des vorigen Jahrhunderts zunutze und entwickelte nach jahrelanger Forschung u. a. in Indien ein wissenschaftlich fundiertes Abnehmprogramm. Er spritzte seinen Patienten geringe Mengen hCG, das aus dem Urin schwangerer Frauen gewonnen worden war. Gleichzeitig durften die Patienten nur 500 Kilokalorien pro Tag essen – und siehe da: Sie verloren nicht nur an Gewicht, sondern nahmen auch genau dort ab, wo die dicken Fettpolster saßen. Und noch besser: Nach dem Ende der Kur nahmen sie nicht wieder zu – der befürchtete Jo-Jo-Effekt blieb aus.

3 Wo bekomme ich hCG?

Dr. Simeons ließ in seiner Klinik noch täglich Spritzen verabreichen. Diese Methode wird heute nur vereinzelt angewendet – sie ist aufwendig und zudem sehr kostspielig.
Nicht verschreibungspflichtig, aber nur in Apotheken erhältlich gibt es inzwischen auch homöopathisches hCG in Form von

Tropfen oder Globuli. Sie können es in Ihrer Apotheke oder bei Internet-Apotheken bestellen.
Gänzlich ohne Verwendung des menschlichen Hormons werden bioenergetisierte hCG-Tropfen hergestellt. Das ist ein relativ neues Verfahren, bei dem lediglich die Informationen des Wirkstoffes auf eine Trägersubstanz wie auf eine Diskette »aufgespielt« werden, sodass sie in unserem Körper wieder »abgespielt« werden können. Diese Tropfen gelten als Nahrungsergänzungsmittel und können im Internet bestellt werden.

4 Muss ich meinen Arzt fragen?

Alles, was einen Eingriff in den Stoffwechsel bedeutet – also auch jede Art von Diät oder Ernährungsumstellung –, sollte mit einem Arzt besprochen werden. Insbesondere wenn Sie an einer Stoffwechselerkrankung – wie zum Beispiel einer Schilddrüsenüber- oder -unterfunktion – leiden oder bestimmte Medikamente ständig einnehmen müssen, sollten Sie sich mit Ihrem Arzt über Ihr Vorhaben beraten.

5 Wie nehme ich hCG ein?

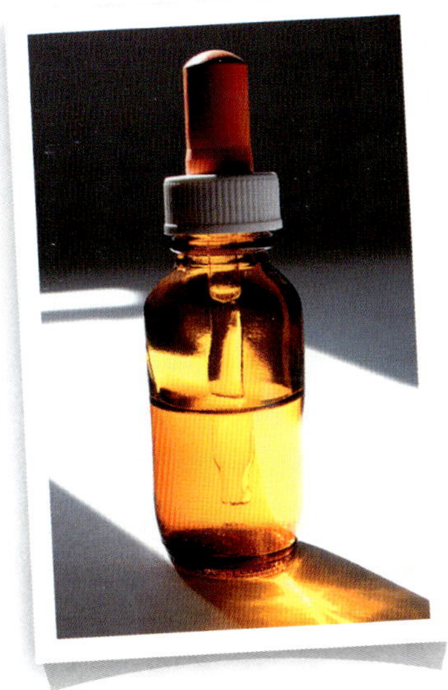

Sie beginnen am ersten Tag Ihrer Kur mit der Einnahme von hCG. Üblicherweise sind das 3 x 10 Tropfen am Tag, jeweils eine Viertelstunde vor jeder der drei Mahlzeiten. Bei den Globuli werden 2 x 3 Stück empfohlen. Am besten lesen Sie den Beipackzettel des Produkts, das sie gekauft haben, aufmerksam durch und richten sich danach.
Nehmen Sie die Tropfen nicht mit einem Metalllöffel ein (das könnte den Wirkstoff beeinflussen) und behalten Sie sie etwa zwei Minuten lang unter der Zunge. Dadurch wird ein Teil des Wirkstoffes bereits durch die Mundschleimhaut aufgenommen.

6 Wie mache ich die Kur?

Die hCG-Diät dauert 21 Tage, wobei in der ersten der drei Diätwochen der Gürtel noch ziemlich eng geschnallt wird. Zwei Tage vor dem Beginn Ihrer Kur, idealerweise an einem Samstag, fangen Sie morgens mit dem hCG an. An diesem und auch am nächsten Tag kümmern Sie sich noch nicht um das Diätprogramm! Im Gegenteil: Schlemmen Sie, was Ihr Herz begehrt! Hauen Sie noch mal so richtig rein! Wenn Sie schon lange zu verführerisch glänzenden Schokoladentorten Nein gesagt haben, sich Pommes und fette Braten verkniffen haben: Heute und morgen dürfen, ja sollen Sie sich das alles gönnen.

Nach Ihren zwei Schlemmertagen mit hCG beginnt die »Grüne Turbowoche« mit Tagesplänen für 700 Kilokalorien täglich. Blättern Sie hierzu auf S. 19.

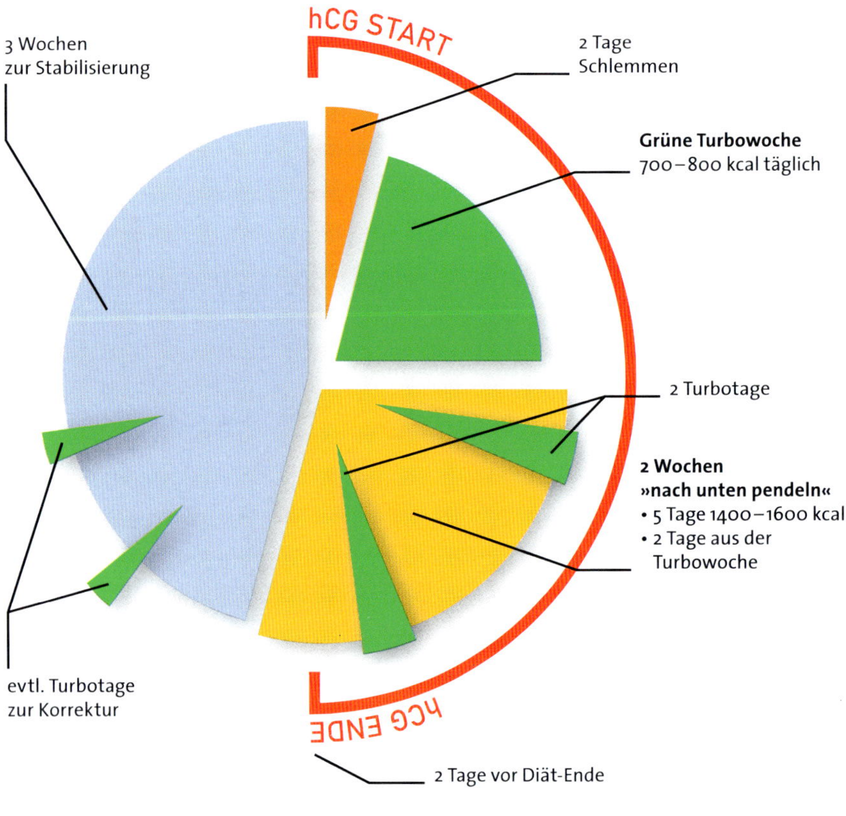

An die Turbowoche schließen sich zwei gemäßigtere Diätwochen an, die unter dem Motto »nach unten pendeln« stehen. In diesen beiden Wochen essen Sie 1400 bis 1500 Kilokalorien am Tag. Rezepte für Frühstück, Mittag- und Abendessen finden Sie ab S. 54. Aber Achtung: Das gilt nur für fünf Tage der Woche! An zwei Tagen der Woche, die Sie frei auswählen können, essen Sie weiterhin nach einem der 700-kcal-Tagespläne, die Sie aus der Turbowoche kennen.
Zwei Tage vor dem Ende der insgesamt drei Diätwochen hören Sie auf, die Tropfen zu nehmen, denn in den nächsten Wochen kehren Sie zur normalen Ernährung zurück. Da sich das Hormon – oder die Hormon-Information – im Körper anreichert, bleibt es noch zwei Tage bis zum Ende Ihrer Diät wirksam.
Darauf folgt eine Stabilisierungsphase von drei Wochen, in der Sie normal essen, jedoch Ihr Gewicht und Ihren Umfang weiter kontrollieren. Auch für diese Phase sind unsere Rezepte ab S. 54 geeignet. Sie können Ihren Speiseplan nun auch ergänzen und zusätzlich etwas Obst, Reis oder Nudeln essen. Sollten Sie zunehmen, schalten Sie als Erste-Hilfe-Maßnahme schnell einen Tag aus der Turbowoche dazwischen.

7 Werde ich Hunger haben?

Nein. Das hCG stimuliert in der Hirnanhangsdrüse (Hypothalamus) die Ausschüttung des Hormons Leptin. Bei stark kalorienreduzierten Diäten entleeren sich die Fettspeicher schnell – was gut ist. Dadurch gibt es aber auch weniger Leptin – was schlecht ist, denn jetzt schrillen alle Alarmglocken und signalisieren: Hungersnot! Weil der Leptin-Spiegel durch hCG erhalten wird, bleibt auch das Hungergefühl aus. Sollten Sie doch mal Hunger verspüren, überlegen Sie erst, ob es nicht bloß Appetit ist, und versuchen Sie, sich abzulenken. Am besten mit einem Becher heißem Tee – das füllt den Magen und weg ist das Hungergefühl.

8 Muss ich Kalorien zählen?

Nein. Das haben wir für Sie gemacht. Die Tagespläne für die Turbowoche sind so zusammengestellt, dass Sie täglich auf 700 Kilokalorien kommen. Da alle Mittags- und Abendmahlzeiten kalorisch gleichwertig

sind, können sie auch untereinander getauscht werden. Lediglich zum Frühstück gibt es immer nur einen grünen Drink.
Die drei täglichen Mahlzeiten in den beiden anschließenden Wochen haben jeweils zwischen 400 und 500 Kilokalorien, sodass Sie die Vorgabe von 1400 bis 1500 Kilokalorien gut erreichen.

9 Muss ich alle Zutaten genau wiegen?

Am Anfang schon. Aber mit der Zeit werden Sie einfach wissen, wie groß ein Putenschnitzel von 150 Gramm ist, wie viel 100 Gramm Salatgurke sind oder wie wenig ein Esslöffel Öl. Dieses Wissen ist besonders wichtig, wenn Sie aus dem Diät-Modus wieder in den Alltag wechseln. Sie werden automatisch etwas kleinere Portionen zubereiten. Sie werden das Öl nicht mehr so verschwenderisch in die Pfanne kippen. Sie werden auch ohne stark kohlenhydrathaltige Zutaten wie Nudeln und Kartoffeln satt werden. Das alles wird Ihnen helfen, Ihr neues Gewicht zu halten.

10 Wie viel nehme ich ab?

In den drei Wochen können Sie 8 bis 10 Prozent Ihres Körpergewichts abnehmen. Viel wichtiger als eine Kilozahl ist aber der Körperumfang, den Sie reduzieren. Männer werden etwas mehr abnehmen, denn ihr Stoffwechsel arbeitet schneller und sie verfügen auch über mehr Muskeln, die schneller Kalorien verbrennen. Stark übergewichtige Menschen werden schneller abnehmen als jemand, der nur ein paar Kilo zu viel hat.

11 Kann ich mehrere Turbowochen hintereinander machen?

Theoretisch ja. Wenn Sie wirklich sehr viel abnehmen müssen – mehr als 20 Kilogramm –, müssen Sie längere Zeit mit weniger Kalorien auskommen. Dafür brauchen Sie aber ein anderes Begleitprogramm als das in diesem Buch beschriebene. Wir empfehlen Ihnen bei starkem Übergewicht *Die Adipositas-Kur mit hCG* von Matthias Jünemann. Dort finden Sie alles Wissenswerte und viele praktische Anwendungen. Der Autor hat selbst mit Hilfe von hCG 100 Kilo abgespeckt.

12 Kann ich Mahlzeiten auslassen?

Nein. Die drei Mahlzeiten täglich und ein regelmäßiger Essrhythmus sind wichtig für Ihre Nährstoffversorgung. Zwischen den Mahlzeiten sollten 4 bis 5 Stunden Pause liegen. Wenn Sie einmal aus Eile nicht zum Frühstücken gekommen sind, kann die Pause auch kürzer sein – machen Sie aber nicht den Fehler, eine ausgelassene Mahlzeit bei nächster Gelegenheit als »Guthaben« nachzuholen.

13 Was ist, wenn ich das hCG vergessen habe?

Das ist nicht gut. Aber verdoppeln Sie deswegen keinesfalls die Zahl der Tropfen oder Globuli bei der nächsten Einnahme. Stellen Sie sicher, dass das nicht zu oft vorkommt. Zum Beispiel können Sie Memozettel überall dorthin kleben, wo Sie Ihre Mahlzeiten zubereiten oder zu sich nehmen. Oder Sie programmieren die Alarmfunktion Ihres Mobiltelefons entsprechend.

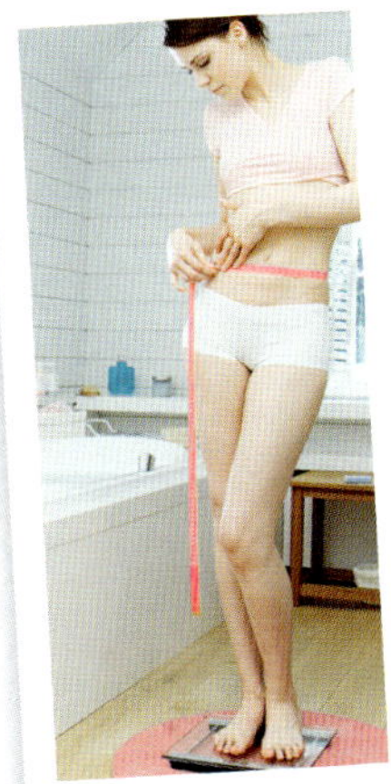

14 Wie oft soll ich mich wiegen?

Auf jeden Fall am Anfang, das heißt am ersten Tag der Turbowoche, und dann am Ende der 21 Diättage. Wie oft Sie zwischendurch auf die Waage steigen, bleibt Ihnen überlassen. Der eine möchte jeden Tag kontrollieren, der andere nur einmal pro Woche. Wichtig ist aber, dass Sie sich immer unter den gleichen Bedingungen wiegen: am besten morgens nach dem Gang zur Toilette und nackt.
Aber – wie schon gesagt – diese Zahl auf der Waage ist eigentlich Nebensache. Da kann es auf und ab gehen durch Wassereinlagerungen, da bewegt sich zwischendurch mal gar nichts. Lassen Sie sich davon nicht terrorisieren!
Messen Sie besser anfangs Ihren Taillenumfang – denn dort werden Sie die meisten Pfunde los. Zusätzlich können Sie – je nachdem wo Ihre Problemzonen sind – auch Oberschenkel, Oberarme und Brustumfang in Ihre Messungen mit einbeziehen.
Und machen Sie Fotos! Entweder Selfies oder Sie lassen sich von jemandem fotografieren. Das macht die Veränderung am besten sichtbar!

15 Ich habe mein Wunschgewicht nicht erreicht. Was tun?

Nach Beendigung der 21-Tage-hCG-Kur sollten Sie unbedingt erst mal zu einer ausgewogenen vitaminreichen Ernährung zurückkehren. Auch dafür können Sie unsere Rezepte ab S. 54. verwenden, wobei Sie die Portionen allmählich vergrößern können. Behalten Sie aber Ihr Gewicht und Ihren Umfang im Auge, denn jetzt geht es darum, Ihren Etappenerfolg zu stabilisieren.

Um Ihre restlichen Pfunde abzunehmen, dürfen Sie nach drei Wochen die gesamte Kur von vorne beginnen, wieder nach dem gleichen Schema: zwei Schlemmertage, eine Turbowoche und zwei Wochen »nach unten pendeln«, anschließend wieder drei normale Wochen zur Stabilisierung.

Bis Sie Ihr Traumgewicht oder Ihre Traum-Kleidergröße erreicht haben.

16 Muss denn alles Fett weg?

Nein! Auf gar keinen Fall! Sie dürfen weder komplett auf Fett in Ihrer Ernährung verzichten noch ist es nötig oder sinnvoll, »kein Gramm Fett auf den Rippen« zu haben. Denn Fett ist essenziell, das heißt lebensnotwendig!

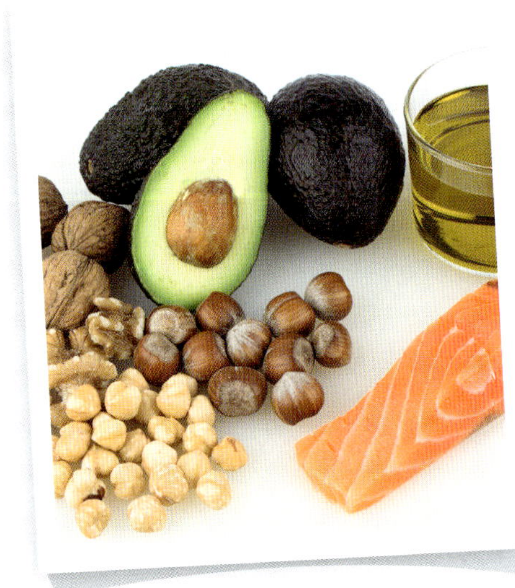

Deshalb gibt es sogar in der strengen Turbowoche geringe Mengen »guter« Fette wie zum Beispiel in Rapsöl und in Fisch. Fettarm ist die Devise – nicht fettfrei. Und das gilt auch für den Körper. Eine angemessene Fettschicht schützt die Organe und bewahrt vor zu schnellem Wärmeverlust. Erst wabbeliges Fett an Bauch, Po und Oberschenkeln ist nicht nur unansehnlich, sondern auch ungesund.

17 Werde ich schlaffe, faltige Haut bekommen?

Nein. Das hCG unterstützt die Straffung der Haut. Außerdem sind unsere Rezepte reich an wertvollen Proteinen. Das fördert den Aufbau von Kollagen und Elastin, wodurch das Bindegewebe schön straff wird.

18 Soll ich Sport machen?

Sport ist kein Muss bei dieser Kur. Sie werden auch ohne zusätzliche Bewegung abnehmen. Aber es schadet nicht, wenn Sie ein moderates Bewegungsprogramm einplanen. Wenn Sie bislang mit Bewegung gar nichts am Hut hatten und völlig untrainiert sind, sollten Sie vielleicht nicht in der Turbowoche, in der Sie nur 700 Kilokalorien täglich zu sich nehmen, damit beginnen. Wenn Sie sich danach aber mit einer Ausdauersportart anfreunden, kann das Ihren Erfolg nur beschleunigen. Finden Sie heraus, ob Ihnen Walken zusagt oder ob Sie lieber flotte Runden im Schwimmbecken drehen. Vielleicht wäre Radfahren das Richtige oder Sie schauen sich die Sportvereine in Ihrer Umgebung mal näher an. Es gibt viele Möglichkeiten, den kleinen »Schweinehund« in Ihrem Inneren zu überlisten.

19 Ich habe gesündigt! Was jetzt?

Das wirft Sie natürlich zurück. Hören Sie aber trotzdem nicht auf, weil »jetzt eh alles egal ist«. Kehren Sie ganz normal zum hCG-Programm zurück und überlegen Sie, wie Sie Ausrutscher vermeiden können. Legen Sie das Abnehm-Programm zum Beispiel in eine Zeit, in der möglichst wenige Geburtstage und Feiern anstehen. Sie sollten auch beruflich nicht zu starkem Stress ausgesetzt sein, denn das hindert Sie einerseits am Zubereiten Ihrer Mahlzeiten und verführt andererseits zu unkontrolliertem »Frust«-Essen.

Sie können bei Einladungen oder Restaurantbesuchen um ein Stück gegrilltes Fleisch oder einen Gemüseteller bitten. Lassen Sie sich nichts aufnötigen – nach Ihrem hCG-Programm können Sie alles wieder (in Maßen) genießen. In ein paar Wochen haben Sie Ihr Ziel erreicht und können auch mal Kartoffeln, Nudeln oder Reis essen und etwas Süßes naschen, also halten Sie durch.

20 Muss ich meine Schlacken loswerden?

Auch wenn immer wieder behauptet wird, dass sich im Körper Schlacken ablagern – Experten halten das für Unfug. Richtig ist, dass wir leider vielen Umweltgiften ausgesetzt sind und dass wir durch zu viel Fleisch, zu viel Süßes, Fast Food, Alkohol, Rauchen und Stress unseren Organismus übersäuern.

Wer sich jetzt betroffen an die Nase fasst, kann ein- bis zweimal pro Woche ein Basenbad nehmen. Basisches Badesalz entspannt, pflegt die Haut und bringt den Stoffwechsel auf Trab. Sie bekommen es in allen Drogeriemärkten.

21 Brauche ich zusätzliche Vitamine?

Jein. In einigen hCG-Präparaten, die Sie kaufen können, ist Vitamin B12 »eingebaut«. Dieses Methylcobalamin ist wichtig für das Zellwachstum und die Regeneration unseres Körpers. Es nimmt Einfluss auf unser Nervenkostüm, hilft bei der Entstehung der roten Blutkörperchen und regelt den Schlafzyklus. Das ist okay – aber nicht unbedingt nötig.

Wer Fleisch, Fisch und Milchprodukte zu sich nimmt, wird auch in der Kurzeit mit diesem Vitamin versorgt. Veganer sollten aber eine zusätzliche Versorgung – auch hinsichtlich der Omega-Fettsäuren und der Proteine – in Betracht ziehen.

Die Phase, in der Sie wirklich nur extrem reduziert essen dürfen, ist mit einer Woche so kurz, dass es zu keinen ernsthaften Mangelerscheinungen kommt.

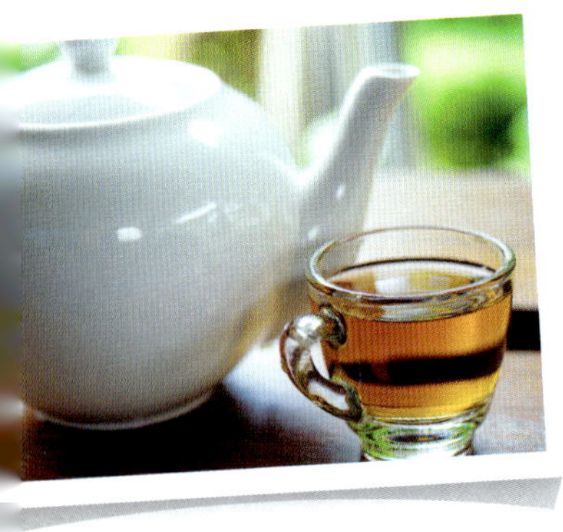

22 Was darf ich trinken?

Tee, Kaffee, Wasser – so viel Sie wollen. Mindestens aber 1,5 Liter pro Tag. Es gibt Tees, die Ihr Vorhaben unterstützen, wie Oolong-, Pu-Erh- oder Mate-Tee. Kaffee müssen Sie ohne – oder nur mit ganz wenig Milch trinken. Fruchtsäfte sind während Ihrer Kur wegen des hohen Zuckergehalts ungeeignet.

23 Was ist verboten?

Es gibt kaum Verbote bei der hCG-Kur, aber bei Alkohol wird ein klares Nein ausgesprochen. Alkohol enthält viele leere Kalorien und wirkt auf den Stoffwechsel wie die Kohlenhydrate, die wir ja einschränken wollen. Verboten sind auch Süßigkeiten und weißer, raffinierter Zucker. Künstliche Süßstoffe sollten aus vielerlei Gründen vermieden werden. Einige stehen im Verdacht, krank zu machen. Daher kommen auch keine »light«-Getränke infrage. Wenn Sie Kaffee oder Tee süßen wollen, gibt es alternativ das pflanzliche Stevia oder Süßmittel aus Erythritol, die durch Fermentierung hergestellt werden. Sie sind unter verschiedenen Handelsbezeichnungen in Reformhäusern zu bekommen.

24 Was ist, wenn ich mein Ziel schon früher erreicht habe?

Freuen Sie sich! Führen Sie aber dennoch das hCG-Programm bis zum Ende fort. Nur so wird die Neuprogrammierung Ihres Stoffwechsels stabilisiert.

25 Nehme ich nach der hCG-Kur wieder zu?

Ja, wenn Sie wieder zu Ihren Ernährungsgewohnheiten zurückkehren, durch die Sie das ganze überflüssige Gewicht angesammelt haben. Wahrscheinlich nehmen Sie nicht so schnell wieder zu wie nach anderen Diäten, denn durch das hCG bleibt der unmittelbare Jo-Jo-Effekt aus. Wenn Sie sich während der Kur an unsere Rezepte gehalten haben, wissen Sie danach aber auch, wie man sich ausgewogen ernährt. Sie haben gelernt, Ihre Mahlzeiten mit wenig Fett zuzubereiten, weniger Kohlenhydrate und dafür mehr Proteine zu essen. Weitere Anregungen zu dieser »Low Carb«-Ernährungsweise finden Sie im Buch *Low Carb* von Nicolai Worm und Doris Muliar.

Wenn Sie mal wirklich über die Stränge geschlagen haben – bei Festtagen oder im Urlaub –, ziehen Sie gleich danach die Notbremse, bevor sich die überflüssigen Kilos wieder um Ihre Mitte kuscheln. Legen Sie zum Beispiel einen Apfeltag ein (sechs bis sieben Äpfel über den Tag verteilt), oder nehmen Sie sich einen von den Turbotagen ab S. 20 vor.

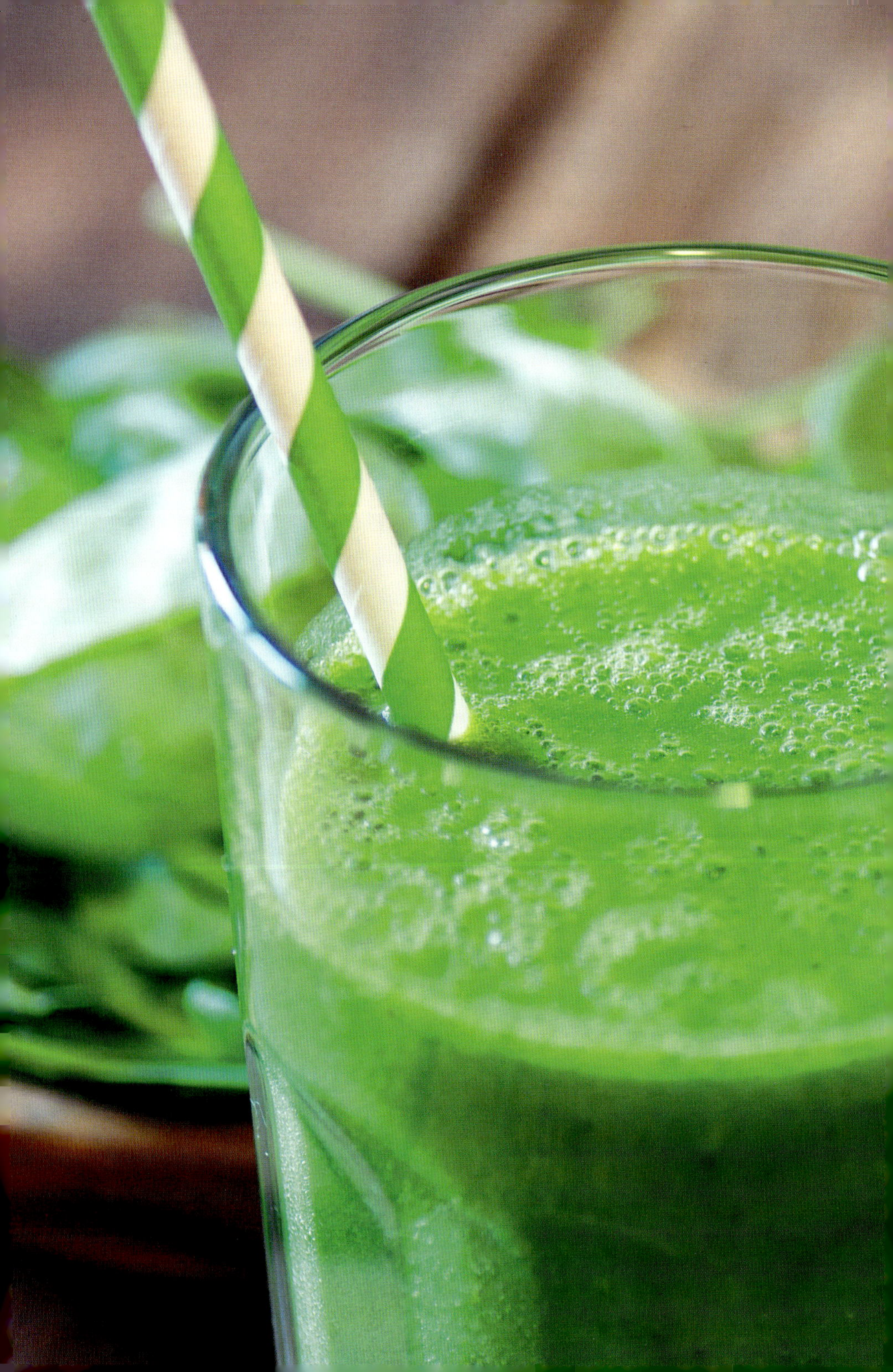

GO GREEN!

DIE GRÜNE TURBOWOCHE

Zuerst die schlechte Nachricht: In der Turbowoche gibt's erst mal nur 700 bis 800 Kilokalorien pro Tag. Das scheint wenig, aber jetzt folgt die gute Nachricht: Sie werden kaum Hunger verspüren! Zum einen ist das auf das hCG zurückzuführen, zum anderen auf die ausgewogene Nährstoffzufuhr, die wir mit unseren Rezepten für diese Tage sicherstellen.

Ihre hCG-Tropfen nehmen Sie – wie in der Einführung auf S. 9 beschrieben – jeweils vor jeder Mahlzeit.
Es gibt drei Mahlzeiten pro Tag. Dazwischen sollten jeweils fünf Stunden Pause liegen, in der Sie ungesüßten (!) Tee, Kaffee (ohne Milch) und Wasser (heiß oder kalt) trinken können.
Morgens geht's schon supervital los: Sie trinken grün! Chlorophyll, der grüne Pflanzenfarbstoff, bringt Lebenskraft und Energie, unterstützt die Entgiftung und Fettverbrennung.
Um es Ihnen möglichst leicht zu machen, haben wir 14 Tagespläne vorbereitet – da ist für jeden Geschmack etwas dabei. Die Tagespläne 1 bis 5 enthalten jeweils ein Fleischgericht, bei 6 bis 9 gibt's jeweils ein Fischgericht und die Pläne 11 bis 14 sind vegetarisch bzw. vegan.
Sie können sich für Ihre Turbowoche aus den 14 Tagesplänen die sieben aussuchen, die Ihnen am meisten zusagen. Die Reihenfolge spielt keine Rolle. Alle Rezepte für die Mittag- und Abendmahlzeiten sind kalorisch gleichwertig und daher austauschbar.
Sie finden bei den Rezepten Mahlzeiten, die Sie gut mitnehmen können, und solche, die sich vorbereiten oder auf Vorrat kochen lassen.

TAGESPLÄNE

1–7

TAGESPLAN 1 – Kalb

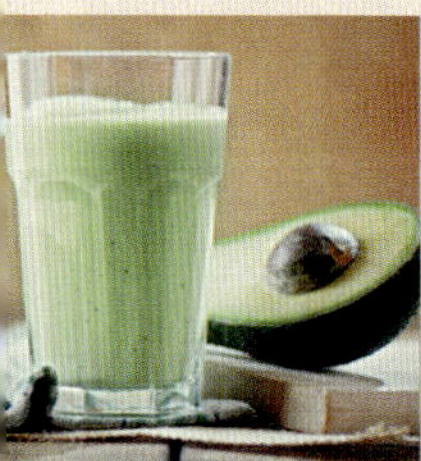

Morgens	Mittags	Abends
S. 24 **Kefir-Avocado-Mix** (siehe Foto)	S. 24 **Chinakohl-Pfanne mit Hüttenkäse**	S. 25 **Kalbsröllchen mit Feldsalat**

TAGESPLAN 2 – Pute

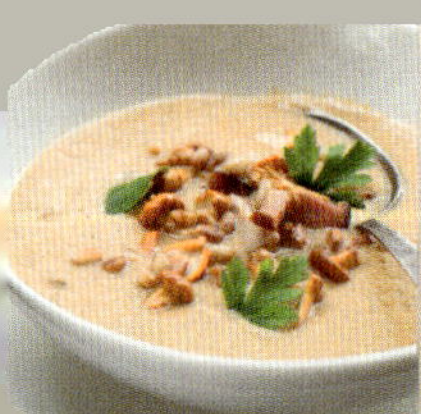

Morgens	Mittags	Abends
S. 26 **Grapefruitjoghurt mit Minze**	S. 26 **Putencurry mit Ananas**	S. 27 **Cremige Suppe mit Pfifferlingen** (siehe Foto)

TAGESPLAN 3 – Schwein

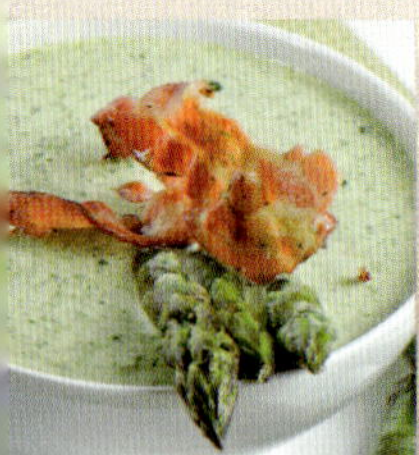

Morgens	Mittags	Abends
S. 28 **Gurken-Kiwi-Shake**	S. 28 **Grüne Spargelsuppe mit Frischkäse** (siehe Foto)	S. 29 **Schweinesteak mit Champignons und Zucchini**

TAGESPLAN 4

Pute

Morgens	Mittags	Abends
S. 30	S. 30	S. 31
Spinat-Basilikum-Buttermilch (siehe Foto)	***Tomatensuppe mit Zucchini und Frischkäse***	***Putenschnitzel mit Lauchpaprika***

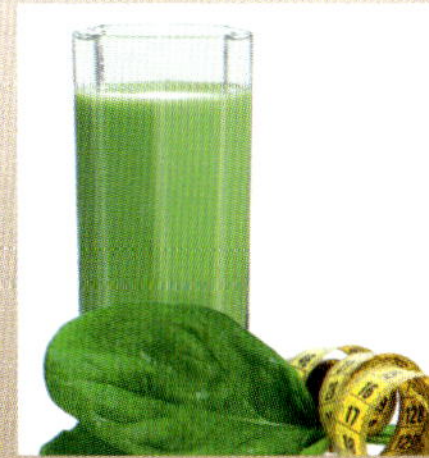

TAGESPLAN 5

Schinken

Morgens	Mittags	Abends
S. 32	S. 32	S. 33
Gurkensmoothie mit Melone (siehe Foto)	***Safranmöhren mit Orangensaft***	***Handkäse mit Tomaten und Chicorée***

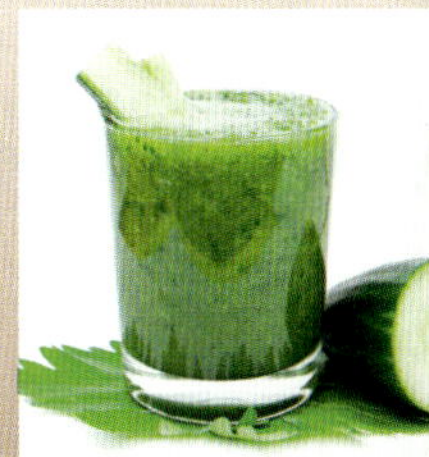

TAGESPLAN 6

Kabeljau

Morgens	Mittags	Abends
S. 34	S. 34	S. 35
Gurken-Kresse-Smoothie	***Kabeljau mit Estragonmöhren***	***Spinatcreme mit Blauschimmelkäse*** (siehe Foto)

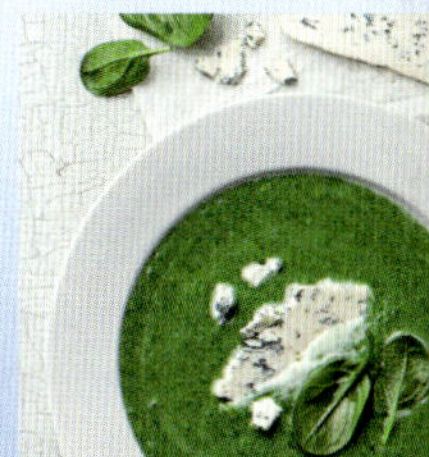

TAGESPLAN 7

Garnelen

Morgens	Mittags	Abends
S. 36	S. 36	S. 37
Basilikum-Feldsalat-Mix	***Feine Garnelencreme mit Frühlingszwiebeln*** (siehe Foto)	***Grünkohl mit körnigem Senf***

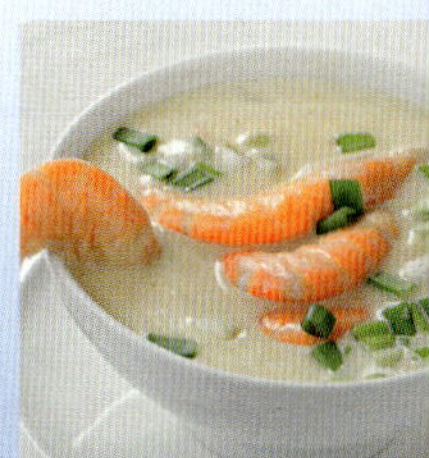

TAGESPLÄNE

8–14

TAGESPLAN 8 – Rotbarsch

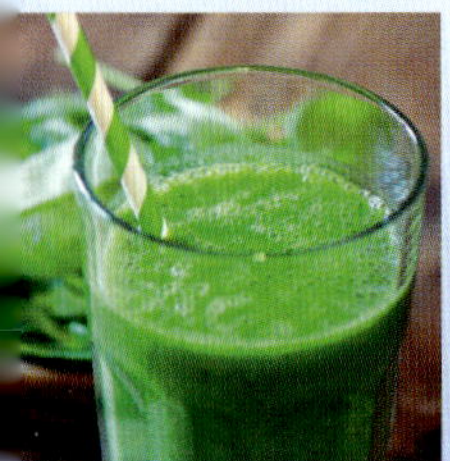

Morgens	Mittags	Abends
S. 38 **Cooler Spinatkefir mit Meerrettich** (siehe Foto)	S. 38 **Zucchini-Pilz-Pfanne mit Thymian**	S. 39 **Rotbarsch mit Fenchel in Pergament**

TAGESPLAN 9 – Steinbeißer

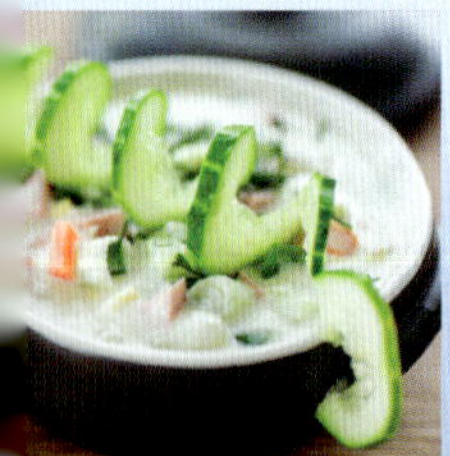

Morgens	Mittags	Abends
S. 40 **Kräuter-Buttermilch**	S. 40 **Steinbeißer im Gurkenbett**	S. 41 **Curry-Gurken-Suppe mit Räucherlachs** (siehe Foto)

TAGESPLAN 10 – Vegetarisch

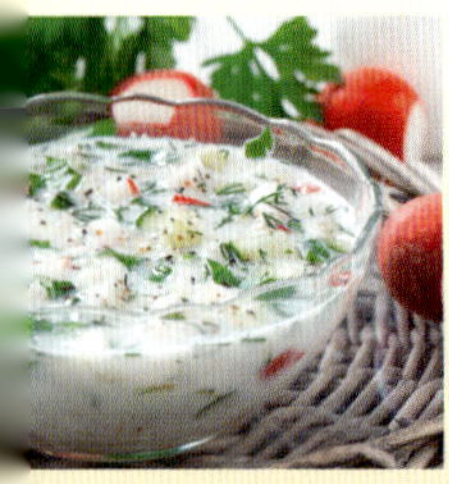

Morgens	Mittags	Abends
S. 42 **Paprikasmoothie**	S. 42 **Kefir-Kaltschale mit Radieschen** (siehe Foto)	S. 43 **Überbackener Fenchel**

Vegetarisch

TAGESPLAN 11

Morgens	Mittags	Abends
S. 44	S. 44	S. 45
Salatsmoothie mit Rosa Beeren	Zucchinisüppchen mit Dill (siehe Foto)	Keniabohnen überbacken mit Tomaten

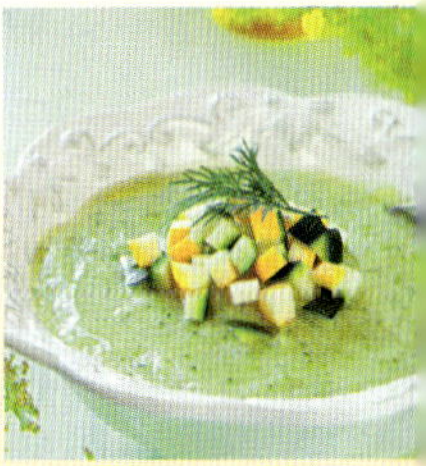

Vegan

TAGESPLAN 12

Morgens	Mittags	Abends
S. 46	S. 46	S. 47
Selleriesmoothie mit Seidentofu	Pak Choy und Brokkoli mit Tofu (siehe Foto)	Vanille-Möhren mit Sojasahne

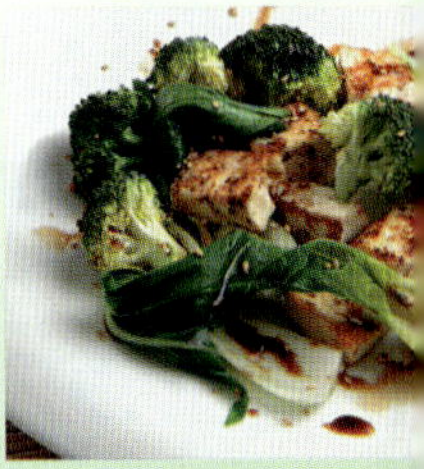

Vegan

TAGESPLAN 13

Morgens	Mittags	Abends
S. 48	S. 48	S. 49
Avocadodrink mit Sojajoghurt (siehe Foto)	Tomaten-Lauch-Pfanne mit Räuchertofu	Zucchini mit Nüssen und Sojajoghurt

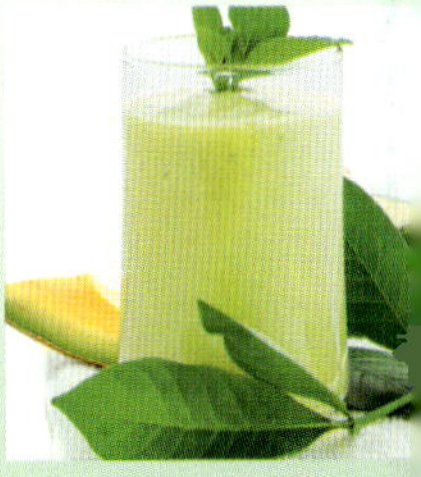

Vegan

TAGESPLAN 14

Morgens	Mittags	Abends
S. 50	S. 50	S. 51
Zucchini-Sojajoghurt mit Mandelmus	Babyspinat-Pfanne mit Kürbis und Sesam (siehe Foto)	Pilz-Gemüse-Wok mit Ananas

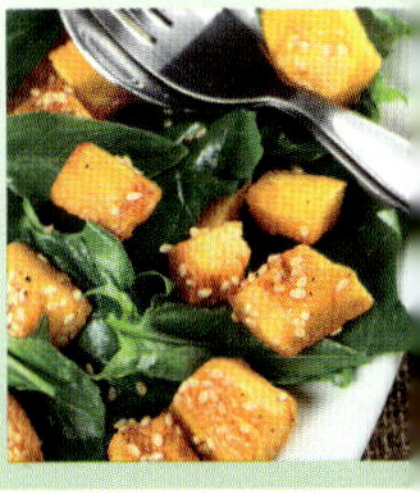

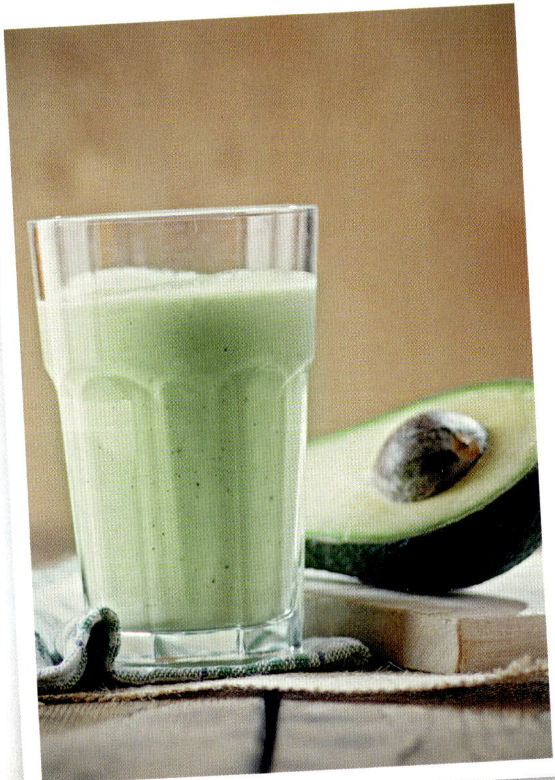

Morgens

KEFIR-AVOCADO-MIX

- 200 ml Kefir
- 1 EL Zitronensaft
- 2 EL reife Avocado
- Salz, Pfeffer

Alles schön cremig mixen und mit Salz und Pfeffer abschmecken.

Mittags

CHINAKOHL-PFANNE MIT HÜTTENKÄSE

Auch zum Vorbereiten und Mitnehmen

- 200 g Chinakohl (etwa 1/2 kleiner Chinakohl geputzt gewogen)
- 1 walnussgroßes Stück Ingwer
- 2 ganze Walnüsse (oder vier Walnusshälften ohne Schale)
- 1 TL Rapsöl
- Salz, Pfeffer
- 2 EL Hüttenkäse (körniger Frischkäse)

Den harten Strunk des Chinakohls herausschneiden. Die Blätter grob hacken. Den Ingwer schälen und in sehr kleine Würfel schneiden. Die Walnüsse knacken, die Kerne grob hacken und in einer beschichteten Pfanne ohne Fett rösten. Herausnehmen und beiseitestellen.
Das Öl in der Pfanne erhitzen, die Ingwerwürfel anschwitzen, den Chinakohl dazugeben und unter ständigem Rühren anbraten.
Mit etwas Wasser ablöschen und 8 bis 10 Min. offen dünsten, bis der Kohl schön weich ist. Mit Salz und Pfeffer abschmecken.
In einem tiefen Teller anrichten, Hüttenkäse darübergeben und mit den gerösteten Walnüssen bestreuen.

Tipp Wenn Sie das Gericht mitnehmen wollen, den Chinakohl mit ein paar Spritzern weißem Balsamessig als Salat würzen und Hüttenkäse und Walnüsse getrennt davon einpacken.

Abends

KALBSRÖLLCHEN MIT FELDSALAT

- 2 dünne, kleine Kalbsschnitzel (zusammen ca. 100 g)
- Salz, Pfeffer
- 2 TL Basilikumpesto aus dem Glas
- 4 Blätter frisches Basilikum
- 1 TL Olivenöl
- 1 Handvoll Feldsalat
- Weißer Balsamessig
- 1 TL Dijonsenf
- Außerdem: 2 Zahnstocher

Die Kalbsschnitzel behutsam plattieren, salzen und pfeffern. Mit Pesto bestreichen und mit je zwei Basilikumblättern belegen. Aufrollen und mit Zahnstochern fixieren.
Das Olivenöl in einer kleinen, beschichteten Pfanne erhitzen und die Röllchen von allen Seiten kräftig anbraten. Mit etwas Wasser ablöschen und zugedeckt bei kleiner Hitze 8 bis 10 Min. dünsten.
In der Zwischenzeit den Feldsalat gründlich waschen, gut abtropfen lassen und auf einem Teller verteilen. Die Kalbfleischröllchen darauflegen. Den Bratensatz mit Essig und Senf verrühren, mit Salz und Pfeffer abschmecken und darübergeben.

Morgens

GRAPEFRUITJOGHURT MIT MINZE

- 1 rosa Grapefruit
- 1 Stängel Minze
- 1 kleiner Becher Joghurt (fettarm)

Die Grapefruit auspressen (ergibt 125 bis 150 ml Saft). Die Blättchen der Minze abzupfen. Grapefruitsaft und Minzeblättchen mit dem Joghurt im Mixer pürieren.

Mittags

PUTENCURRY MIT ANANAS

- 1 daumennagelgroßes Stück Ingwer
- 1 EL rote Currypaste (Asialaden)
- 100 ml fettarme Milch
- 100 g Putengulasch oder -geschnetzeltes
- 1 TL Rapsöl
- 1 EL Sojasauce
- 1 EL saure Sahne
- Salz, Pfeffer
- 1 Spalte frische Ananas

Den Ingwer schälen und in feine Würfel schneiden. Die Currypaste in die Milch einrühren und auflösen.
Das Putenfleisch in einer beschichteten Pfanne, die Sie mit dem Öl ausgestrichen haben, kräftig anbraten. Ingwer, Sojasauce und Milch-Curry-Paste einrühren und 7 bis 8 Min. zugedeckt bei kleiner Hitze schmoren lassen, bis eine sämige Sauce entstanden ist. Die saure Sahne einrühren und mit Salz und Pfeffer abschmecken.

Die Ananasspalte in etwa 1 cm große Würfel schneiden und im Putencurry warm werden lassen. Wahlweise können Sie statt Ananas auch reife Mango oder Papaya verwenden.

Tipp Es ist problemlos möglich, von diesem Gericht gleich größere Mengen zu kochen (ohne das Obst!) und diese portionsweise einzufrieren.

Abends

CREMIGE SUPPE MIT PFIFFERLINGEN

- 250 g Pfifferlinge
- 1 Bund Frühlingszwiebeln
- 1 TL Rapsöl
- 250 ml Geflügel- oder Gemüsebrühe (Instant)
- 1 EL Frischkäse (1 % Fett i. Tr.)
- Salz, Pfeffer
- Nach Belieben etwas Zitronensaft
- 1 EL gehackte Petersilie (frisch oder TK)

Die Pfifferlinge putzen. Größere Pilze halbieren. Die Frühlingszwiebeln abziehen und in feine Scheiben schneiden. Das Öl in einem beschichteten Topf erhitzen und die Frühlingszwiebeln glasig dünsten. Mit der Brühe ablöschen, die Pfifferlinge hineingeben und auf kleiner Flamme etwa 5 Min. köcheln lassen.

Einige Pilze herausfischen. Den Frischkäse in die Suppe geben, die Suppe nicht mehr kochen lassen und das Ganze mit einem Pürierstab cremig pürieren.

Mit Salz und Pfeffer – eventuell auch ein paar Spritzern Zitronensaft – abschmecken und mit Petersilie und den ganzen Pilzen bestreuen.

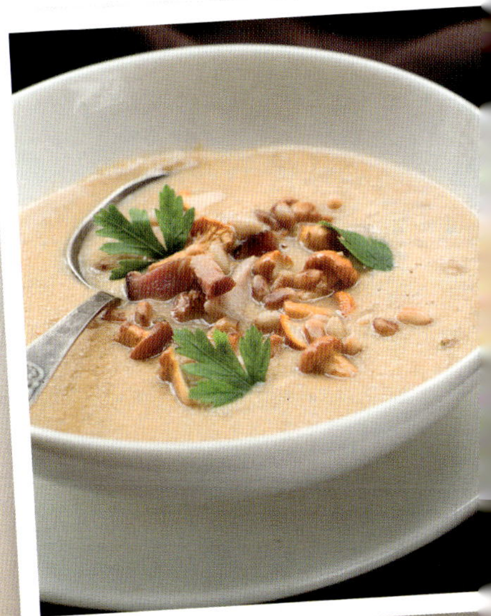

Morgens

GURKEN-KIWI-SHAKE

- Etwa 10 cm Salatgurke
- 1 Kiwi
- 3 Blätter frisches Basilikum
- 150 ml fettarme Milch
- Pfeffer aus der Mühle
- Nach Belieben Tabasco

Die Gurke schälen, halbieren und die Kerne herauskratzen. Die Kiwi schälen, vierteln und die harte weiße Rippe herausschneiden. Das Fruchtfleisch grob würfeln und zusammen mit Basilikum und Milch pürieren. Mit Pfeffer und nach Belieben etwas Tabasco abschmecken.

Mittags

GRÜNE SPARGEL-SUPPE MIT FRISCHKÄSE

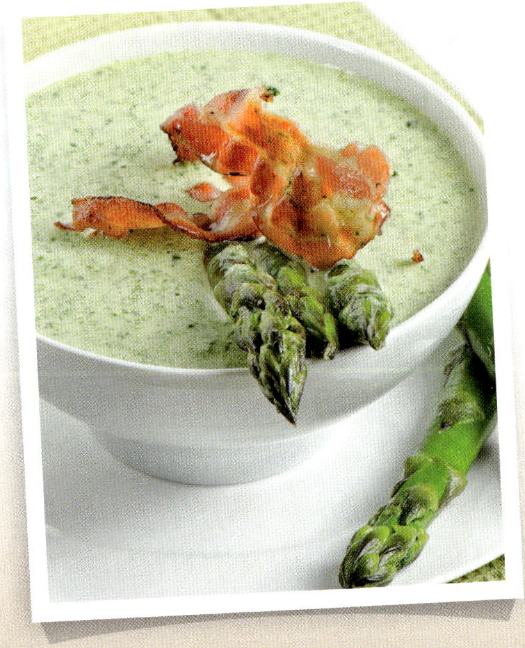

- 250 g grüner Spargel
- 200 ml Gemüsebrühe (Instant)
- 1 Scheibe Zitrone
- 2–3 Zweige Estragon
- 1 dünne Scheibe Speck
- 1 EL Frischkäse (1 % Fett i. Tr.)
- Salz, Pfeffer

Den Spargel am unteren Ende schälen. In 3 cm lange Stücke schneiden und die Köpfchen beiseitelegen. Die Gemüsebrühe erhitzen und Spargelstücke, Zitronenscheibe und Estragon dazugeben. Bei milder Hitze 5 Min. köcheln lassen, dann erst die Spargelköpfchen dazugeben und so lange weiterköcheln, bis das Gemüse bissfest ist.

In der Zwischenzeit die Speckscheibe in einer beschichteten Pfanne ohne zusätzliches Fett knusprig ausbraten und auf Küchenkrepp abtropfen lassen. Die Spargelköpfchen zur Deko aus der Suppe nehmen, Zitronenscheibe und Estragon entfernen und die Suppe mit dem Pürierstab fein pürieren.
Den Frischkäse in der Suppe auflösen, die Suppe nicht mehr kochen lassen, mit Salz und Pfeffer abschmecken. In eine Suppenschale gießen und mit Spargelköpfchen und Speckscheibe dekorieren.
Diese frische Suppe können Sie auch auf Vorrat kochen und – ohne den Frischkäse – sogar einfrieren.

Abends

SCHWEINESTEAK MIT CHAMPIGNONS UND ZUCCHINI

- 2 Minutensteaks vom Schwein (zusammen ca. 120 g)
- Salz, Pfeffer
- 1 großer brauner Champignon
- 1 kleiner Zucchino
- 1 walnussgroßes Stück Ingwer
- 1 TL Rapsöl
- 1 EL helle Sojasauce

Das Fleisch mit Salz und Pfeffer würzen. Den Champignon mit einer weichen Bürste putzen und in Scheiben schneiden. Den Zucchino waschen, putzen und schräg in etwa 2 mm breite Scheiben schneiden. Den Ingwer schälen und fein würfeln.
Das Öl in einer kleinen, beschichteten Pfanne erhitzen und die Minutensteaks von beiden Seiten goldgelb anbraten. Herausnehmen und in Alufolie gewickelt beiseitestellen. Die Ingwerwürfel ins Bratfett rühren, die Zucchinischeiben dazugeben und unter Rühren etwa 2 Min. braten. Mit etwas Wasser (50 ml) ablöschen und zugedeckt etwa 2 bis 3 Min. schmoren lassen, bis die Zucchinischeiben bissfest sind . Die Champignons einrühren und eine weitere Minute schmoren lassen. Mit Sojasauce würzen und mit Salz und Pfeffer abschmecken.
Die Steaks auspacken und zusammen mit dem ausgetretenen Saft zum Gemüse geben.

Tipp Besonders »asiatisch« wird das Gericht, wenn Sie zusammen mit dem Ingwer auch noch 1 EL fein geschnittenes Zitronengras dazugeben.

Morgens

SPINAT-BASILIKUM-BUTTERMILCH

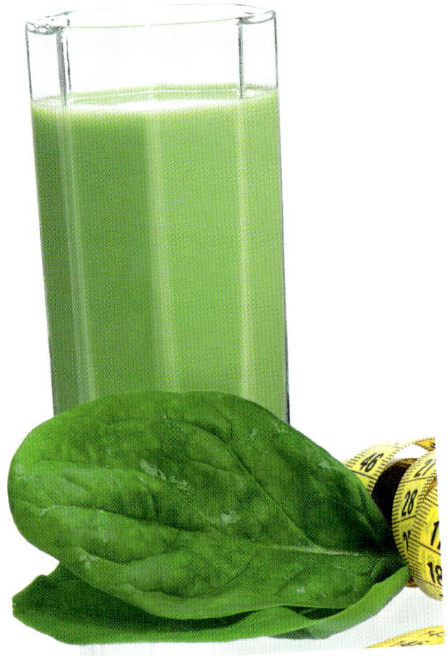

- 1 Handvoll junge Spinatblätter
- 1 Handvoll frische Basilikumblätter
- 200 ml Buttermilch
- Salz, Pfeffer
- Nach Belieben etwas Worcestersauce

Die Spinat- und Basilikumblätter mit der Buttermilch fein pürieren. Mit Salz, Pfeffer und eventuell etwas Worcestersauce abschmecken.

Tipp Sie können auch tiefgekühlten jungen Spinat nehmen (ca. 50 g) – aber nicht den mit dem »Blubb« – da ist Sahne drin.

Mittags

TOMATENSUPPE MIT ZUCCHINI UND FRISCHKÄSE

Kann man gut vorbereiten

- 1 Schalotte
- 1 Knoblauchzehe
- 1 Fleischtomate
- 1 TL Rapsöl
- 150 ml Gemüsebrühe (Instant)
- 1 kleiner Zucchino
- 1 EL Frischkäse (1 % Fett i. Tr.)
- Salz, Pfeffer
- etwas Zitronensaft

Schalotte und Knoblauchzehe schälen und fein würfeln. Die Tomate heiß überbrühen, kalt abschrecken, die Haut abziehen und die Fruchtansätze herausschneiden. Das Fruchtfleisch klein hacken.
Das Öl in einem beschichteten Topf erhitzen und Schalotte und Knoblauch goldgelb anbraten. Gemüsebrühe und Tomatenstücke dazugeben und bei milder Hitze etwa 10 Min. köcheln lassen, bis die Tomate fast zerfallen ist.
In der Zwischenzeit den Zucchino waschen, putzen, längs vierteln und in etwa 2 mm dicke Scheiben schneiden. In die Suppe geben und weitere 5 Min. leicht köcheln lassen.
Den Frischkäse in die Suppe rühren, die Suppe nicht mehr kochen lassen, mit Salz, Pfeffer und Zitronensaft abschmecken.

Abends

PUTENSCHNITZEL MIT LAUCHPAPRIKA

- 1 dünne Lauchstange
- 1 gelbe Paprikaschote
- 1 Putenschnitzel (etwa 120 g)
- Salz, Pfeffer
- 1 TL Rapsöl
- 1 TL getrockneter Majoran
- 1/2 TL Paprikapulver (rosenscharf oder edelsüß je nach Geschmack)
- 1 EL gehackte Petersilie

Den Lauch putzen, längs halbieren und gründlich waschen. In etwa 1 cm breite Ringe schneiden. Die Paprikaschote waschen, putzen und in Streifen schneiden. Das Putenschnitzel vorsichtig plattieren, salzen und pfeffern.
Das Öl in einer beschichteten Pfanne erhitzen und das Putenschnitzel von beiden Seiten jeweils 3 Min. goldgelb anbraten. Herausnehmen und in Alufolie gewickelt beiseitestellen.
Lauchringe und Paprikastreifen in das Bratfett geben und unter ständigem Rühren anbraten, bis das Gemüse Farbe angenommen hat. Mit etwas Wasser ablöschen und die Gewürze einrühren.
Mit Salz abschmecken und auf einem Teller anrichten. Das Putenschnitzel auspacken, obendrauf legen und mit Petersilie bestreuen.

Morgens

GURKEN-SMOOTHIE MIT MELONE

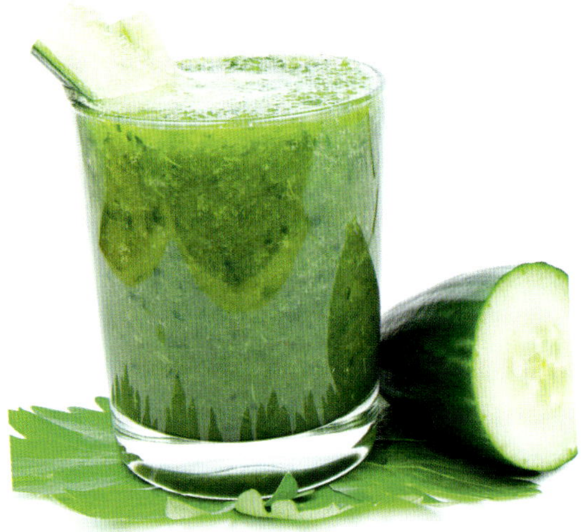

- ca. 12 cm Salatgurke
- 1 Spalte Cantaloupe-Melone (ca. 50 g)
- 200 ml Buttermilch
- 1 TL Thymianblättchen
- 1 EL Limettensaft
- Salz, Pfeffer aus der Mühle

Die Gurke schälen, längs halbieren, die Kerne herauskratzen und das Fruchtfleisch grob würfeln. Die Melone ebenfalls würfeln. Mit Buttermilch, Thymian und Limettensaft im Mixer cremig pürieren. Mit Salz und Pfeffer abschmecken.

Mittags

SAFRANMÖHREN MIT ORANGENSAFT

- 1 dicke Möhre (etwa 200 g)
- 1 Schalotte
- 1 TL Rapsöl
- 1/2 Döschen Safran
- 200 ml Gemüsebrühe (Instant)
- Saft von 1 Orange
- Salz, Pfeffer

Die Möhre schälen, putzen und in etwa 1 cm große Würfel oder Scheiben schneiden. Die Schalotte schälen und in feine Würfel schneiden.

Das Öl in einem kleinen, beschichteten Topf erhitzen und die Schalottenwürfel darin glasig dünsten. Die Safranfäden dazugeben und kurz mitrösten. Mit Brühe aufgießen, die Möhren dazugeben und zugedeckt etwa 8 Min. kochen, bis sie weich sind. Mit dem Zauberstab grob pürieren – einige Möhrenstücke können noch erkennbar bleiben.
Die Hitze reduzieren und den Orangensaft einrühren. Mit Salz und Pfeffer abschmecken.

Tipp Besonderen Pfiff bekommt die Suppe, wenn Sie am Ende zusammen mit dem Orangensaft noch 1 EL fettarmen Frischkäse oder saure Sahne einrühren.

Abends

HANDKÄSE MIT TOMATEN UND CHICORÉE

- 2 EL weißer Balsamessig
- Salz, Pfeffer
- 1/2 TL Kümmel
- 1 kleine rote Zwiebel
- 2 Rollen Handkäse (zusammen 100g)
- 1 kleine Staude Chicorée
- 6 Cocktailtomaten
- 3 dünne Scheiben Lachsschinken
- 1 EL Schnittlauchröllchen

Den Essig in einer Schüssel mit Salz, Pfeffer und Kümmel verrühren.
Die Zwiebel schälen, in hauchdünne Ringe schneiden und mit dem Essig vermischen.
Den Käse würfeln, unterheben und 10 Min. in der Marinade ziehen lassen.
Den Chicorée längs halbieren, putzen und den bitteren Strunk herausschneiden. Grob hacken. Die Cocktailtomaten waschen und vierteln.
Den Lachsschinken in Streifen schneiden.
Chicorée, Tomaten und Schinken zum Käse geben, gut vermischen und mit Schnittlauch bestreut servieren.

Morgens

GURKEN-KRESSE-SMOOTHIE

Snackgurken werden in der Gemüseabteilung von Supermärkten angeboten. Die kleinen Gürkchen isst man mit der Schale. Sie sind superknackig und aromatisch.

- 3 Snackgurken
- 1 Schachtel Gartenkresse
- 200 ml Kefir (wahlweise Buttermilch oder Sojamilch)
- Salz, Pfeffer
- etwas Zitronensaft

Die Gürkchen grob zerkleinern. Die Kresse kalt abbrausen, gut trockenschütteln und die Blättchen abschneiden. Mit Kefir pürieren und mit Salz, Pfeffer und Zitronensaft pikant abschmecken.

Mittags

KABELJAU MIT ESTRAGONMÖHREN

- 1 Stück Kabeljaufilet (ersatzweise Seelachs oder Rotbarsch), ca. 150 g
- etwas Zitronensaft
- 2 mittelgroße Möhren
- 1 TL Rapsöl
- 1/8 l Gemüsebrühe (Instant)
- 1 EL fein gehackter frischer Estragon
- Salz, Pfeffer

Das Fischfilet mit etwas Zitronensaft beträufeln und ziehen lassen.
In der Zwischenzeit die Möhren schälen, putzen und in etwa 1 cm dicke Scheiben schneiden.
Das Öl in einem kleinen, beschichteten Topf erhitzen und die Möhrenscheiben unter ständigem Rühren 3 Min. anbraten.

Mit der Gemüsebrühe aufgießen (die Möhren sollten gerade bedeckt sein) und den Estragon dazugeben. Das Fischfilet trocken tupfen, salzen, pfeffern und auf die Möhren legen. Zugedeckt bei sehr kleiner Hitze 10 Min. dämpfen.
Den Fisch auf einem Teller anrichten und die Möhren daneben setzen.

Tipp Mit 1 EL saurer Sahne oder Magerjoghurt können Sie die Möhren noch etwas verfeinern.

Abends

SPINATCREME MIT BLAUSCHIMMELKÄSE

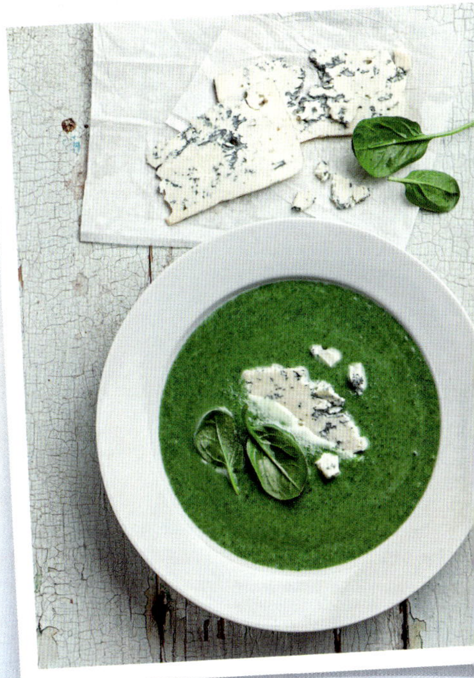

- 1 Schalotte
- 1 Knoblauchzehe
- 1 TL Rapsöl
- 150 ml Gemüsebrühe (Instant)
- 150 g TK-Spinat
- Salz, Pfeffer
- etwas frisch geriebene Muskatnuss
- 2 EL fettarmer Joghurt
- 1 EL Blauschimmelkäse

Schalotte und Knoblauchzehe abziehen und in feine Würfel schneiden.
Das Öl in einem beschichteten Topf erhitzen und Schalotte und Knoblauch glasig dünsten. Mit Brühe aufgießen, den Spinat einrühren und bei milder Hitze köcheln lassen, bis der Spinat weich ist. Mit dem Pürierstab fein pürieren.
Mit Salz, Pfeffer und Muskatnuss abschmecken. Den Joghurt unterziehen und nicht mehr kochen lassen. Den Käse grob zerbröseln und über die Suppe streuen.

Morgens

BASILIKUM-FELDSALAT-MIX

- 40 g Feldsalat
- 2 Stängel frisches Basilikum
- 1 daumennagelgroßes Stück Ingwer
- 1 Orange
- ca. 200 ml Buttermilch, Kefir oder Sojamilch
- Salz

Den Feldsalat putzen, waschen und abtropfen lassen. Die Basilikumblätter von den Stängeln zupfen. Den Ingwer schälen und klein würfeln. Die Orange auspressen.
Feldsalat, Basilikum und Ingwer zusammen mit dem Orangensaft fein pürieren. In ein 250-ml-Glas füllen und mit Buttermilch, Kefir oder Sojamilch auffüllen. Mit Salz abschmecken.

Tipp Statt Basilikum schmeckt auch frische Minze.

Mittags

FEINE GARNELENCREME MIT FRÜHLINGSZWIEBELN

- 125 g gekochte und geschälte Garnelen
- 200 ml Gemüsebrühe (Instant)
- Salz, Pfeffer
- 3 Stängel Frühlingszwiebeln
- 1 EL Frischkäse (1 % Fett i.Tr.)

Einige Garnelen zur Dekoration beiseitelegen. Die restlichen Garnelen in der Gemüsebrühe einmal aufkochen lasen. Mit dem Pürierstab fein pürieren und mit Salz und Pfeffer abschmecken.

Die Frühlingszwiebeln abziehen, in feine Scheiben schneiden und kurz in der Suppe erwärmen. Den Frischkäse einrühren, die Suppe nicht mehr kochen lassen, in einem tiefen Teller anrichten und die beiseitegelegten Garnelen daraufgeben.

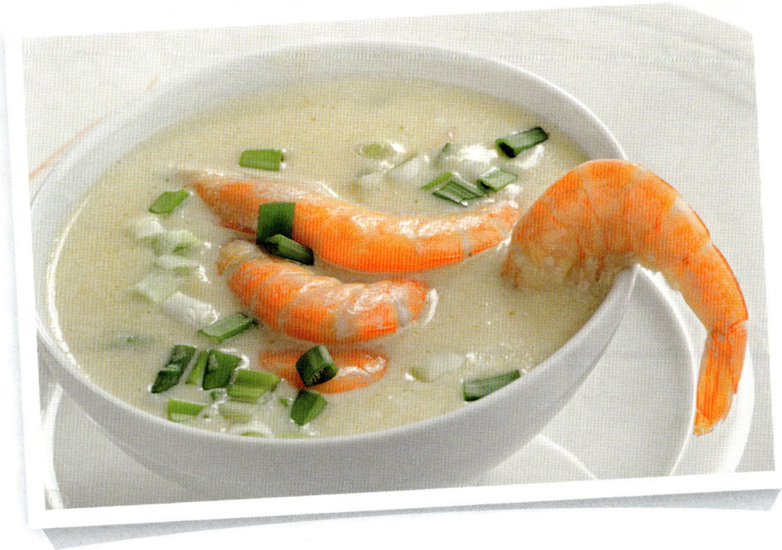

Abends

GRÜNKOHL MIT KÖRNIGEM SENF

- 150 g Grünkohl (TK)
- 1 kleine Zwiebel
- 1 TL Rapsöl
- 100 ml Gemüsebrühe (Instant)
- Salz, Pfeffer
- 1 EL körniger Senf (z. B. Dijon)
- 1 EL Frischkäse (1 % Fett i.Tr.) oder Sojasahne

Die benötigte Menge Grünkohl aus der Packung entnehmen und auftauen lassen.
Die Zwiebel abziehen und sehr fein hacken. Das Öl in einem beschichteten Topf erhitzen und die Zwiebelwürfel glasig dünsten. Den Grünkohl dazugeben, die Brühe angießen und zugedeckt bei mittlerer Hitze 5 Min. dünsten.
Mit Salz, Pfeffer und Senf würzen und am Schluss den Frischkäse oder die Sojasahne unterheben.

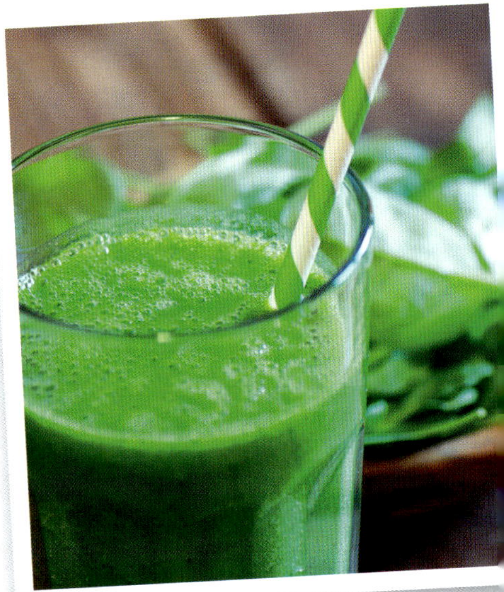

Morgens

COOLER SPINAT-KEFIR MIT MEERRETTICH

- 50 g Blattspinat (TK) oder frischer Babyspinat
- 1 TL Meerrettich
- Salz
- 200 ml Kefir oder Buttermilch

Den tiefgekühlten Spinat am besten etwas antauen lassen – es sei denn, Sie haben einen sehr kräftigen Mixer, der mit den gefrorenen Spinatwürfeln klarkommt.
Spinat, Meerrettich (nach Belieben mehr nehmen als 1 TL) und etwas Salz mit Kefir oder Buttermilch im Mixer pürieren.

Mittags

ZUCCHINI-PILZ-PFANNE MIT THYMIAN

- 1 kleine Zwiebel
- 1 Knoblauchzehe
- 200 g frische Pilze (z. B. Austernpilze, Champignons, Shiitake – oder von jeder Sorte etwas)
- 1 sehr kleiner Zucchino (oder ca. 100 g von einem größeren abschneiden)
- 1 TL Rapsöl
- 50 ml fettarme Milch
- Salz, Pfeffer
- 2 EL saure Sahne
- 1 EL fein gehackte Thymianblättchen (ersatzweise Petersilie)

Zwiebel und Knoblauchzehe abziehen und sehr fein würfeln. Die Pilze behutsam mit einer weichen Bürste putzen. Austernpilze in Streifen schneiden. Von Champignons die Stiele abschneiden und die Köpfchen in Scheiben schneiden. Bei den Shiitake-Pilzen die Stiele herausknipsen und wegwerfen, die Hütchen in Stücke brechen. Den Zucchino waschen, putzen, längs vierteln und in dünne Blättchen schneiden.
Das Rapsöl in einer beschichteten Pfanne erhitzen. Zwiebel, Knoblauch und Zucchino unter Rühren goldgelb anbraten. Die Pilze dazugeben und unter weiterem Rühren anbraten, bis sie Wasser ziehen. Mit der Milch ablöschen, mit Salz und Pfeffer würzen und die saure Sahne unterheben. Mit Thymian (oder Petersilie) bestreut servieren.

Abends

ROTBARSCH MIT FENCHEL IN PERGAMENT

- 1 kleinere Fenchelknolle
- Salz
- 1 Tomate
- 1 EL fein gehackte Petersilie
- 1 Rotbarschfilet (ca. 150 g)
- Pfeffer
- etwas Zitronensaft
- 1 TL Olivenöl
- außerdem: 1 Blatt Pergamentpapier 20 x 30 cm

Den Backofen auf 180° vorheizen. Die Fenchelknolle waschen, putzen und in einzelne Blätter teilen. Die Blätter quer in etwa 1/2 cm dicke Streifen schneiden. Salzwasser in einem Topf zum Kochen bringen, die Tomate kurz hineinlegen. Herausnehmen, häuten, Stielansätze entfernen und das Fruchtfleisch würfeln.
Die Fenchelstreifen etwa 5 Min. im kochenden Wasser blanchieren, durch ein Sieb abgießen und gut abtropfen lassen. 1 EL Kochwasser aufheben. Das Pergamentpapier auf der Arbeitsfläche ausbreiten und die Fenchelstreifen in der Mitte auslegen. Mit Tomatenwürfeln und Petersilie bestreuen. Mit 1 EL Kochwasser vom Fenchel begießen.
Das Fischfilet von beiden Seiten salzen und pfeffern und auf das Gemüse legen. Mit Zitronensaft und Olivenöl beträufeln. Das Papier fest zu einem Päckchen verschließen und im vorgeheizten Backofen auf der mittleren Schiene 20 Min. backen. Herausnehmen und im Papier servieren.

Morgens

KRÄUTER-BUTTERMILCH

- 1 Päckchen gemischte Kräuter (TK, z. B. italienische, provenzalische Mischung oder Gartenkräuter)
- 200 ml Buttermilch
- Salz

Die Kräuter mit der Buttermilch pürieren und mit Salz abschmecken. Eine nette Variante ist zur Abwechslung 1 Päckchen TK-Suppengrün statt Kräuter.
Wenn Ihnen der Morgensmoothie auf nüchternen Magen zu kalt ist, nehmen Sie das Kräuterpäckchen schon am Vorabend aus dem Kühlfach.

Mittags

STEINBEISSER IM GURKENBETT

- 1 Steinbeißerfilet (ca. 150 g)
- etwas Zitronensaft
- 1 Schalotte
- 1/2 Salatgurke (ca. 250 g)
- 1 TL Rapsöl
- 50 ml Gemüsebrühe (Instant)
- Salz, Pfeffer
- 2 EL fettarmer Joghurt
- 1 EL frisch gehackter Dill

Das Fischfilet mit Zitronensaft beträufeln und ziehen lassen. In der Zwischenzeit die Schalotte abziehen und in feine Ringe schneiden. Das Gurkenstück schälen, längs halbieren, die Kerne herauskratzen und das Fruchtfleisch in etwa 1/2 cm breite Scheiben schneiden.
Das Rapsöl in einer beschichteten Pfanne erhitzen und die Schalottenringe glasig dünsten. Die Gurkenscheiben dazugeben und kurz anbraten. Mit der Gemüsebrühe ablöschen.
Das Fischfilet trocken tupfen, salzen und pfeffern und darauflegen. Zugedeckt etwa 5 Min. dünsten.

Das Fischfilet auf einem Teller anrichten, den Joghurt unter das Gurkengemüse rühren und danebenlegen. Mit gehacktem Dill bestreut servieren.

Abends

CURRY-GURKEN-SUPPE MIT RÄUCHERLACHS

- 1/2 Salatgurke (vom Mittagessen übrig)
- 1 kleine Zwiebel
- 1 TL Rapsöl
- 1 gehäufter TL Thai-Curry-Pulver
- 150 ml Gemüsebrühe (Instant)
- Salz, Pfeffer
- 1 EL Frischkäse (1 % Fett i.Tr.) oder saure Sahne
- 1 Scheibe geräucherter Lachs (ca. 30 g)
- 1 EL Schnittlauchröllchen

Das Gurkenstück schälen, längs halbieren, die Kerne herauskratzen und das Fruchtfleisch klein schneiden. Die Zwiebel abziehen und würfeln. Das Rapsöl in einem beschichteten Topf erhitzen und die Zwiebel glasig dünsten. Mit Currypulver bestäuben und kurz rösten. Mit Gemüsebrühe ablöschen, die Gurkenstücke dazugeben und 5 Min. auf kleiner Flamme köcheln lassen.

Mit dem Pürierstab fein pürieren und mit Salz und Pfeffer abschmecken. Den Frischkäse oder die saure Sahne einrühren – warm halten, aber nicht mehr kochen lassen.

Den Lachs in feine Streifen schneiden und kurz in der Suppe erwärmen. Mit Schnittlauchröllchen bestreut servieren.

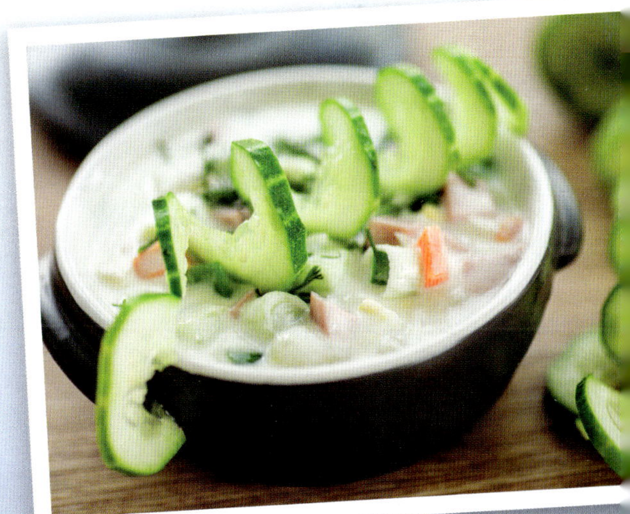

Morgens

PAPRIKASMOOTHIE

- 1 grüne Paprikaschote
- 1 Zweig Petersilie (oder 1 EL TK-Petersilie)
- 200 ml Buttermilch
- Salz
- nach Belieben Zitronensaft

Die Paprikaschote putzen und grob in Würfel schneiden. Von der Petersilie die Blätter abzupfen. Im Mixer mit der Buttermilch sehr fein pürieren. Mit Salz und vielleicht einem Spritzer Zitronensaft abschmecken.

Mittags

KEFIR-KALTSCHALE MIT RADIESCHEN

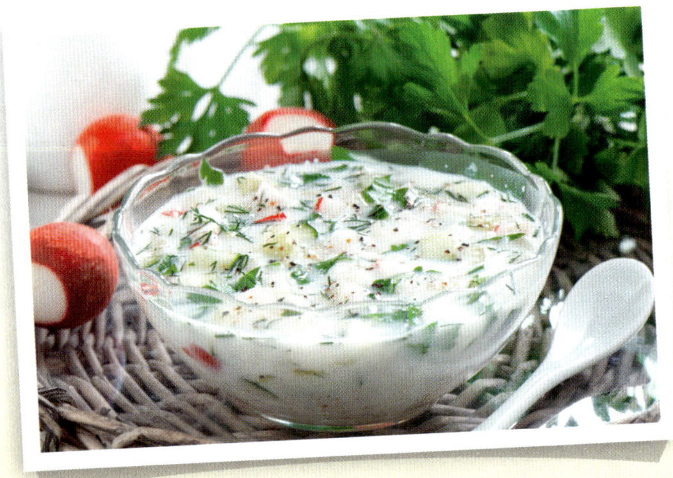

- 4 Radieschen (ca. 50 g)
- 1/2 kleiner Zucchino (ca. 50 g)
- 1 EL gehackte Petersilie
- 200 ml Kefir
- grobes Meersalz
- Pfeffer aus der Mühle

Die Radieschen waschen, putzen und in Stifte schneiden. Den Zucchino waschen, längs vierteln und in feine Scheiben schneiden.
Das Gemüse und die Petersilie in einem tiefen Teller mit dem Kefir vermischen und mit Meersalz und frischem Pfeffer würzen.

Tipp Wer es scharf mag, kann auch noch eine halbe rote Peperoni in kleinen Würfeln dazugeben.
Je nach Jahreszeit gibt es vielleicht keine Radieschen – oder sie sind zu teuer. Gut schmecken in dieser Suppe z.B. auch die kleinen »Sweet Paprika«. Statt Zucchino können Sie auch mal die feinen Snack-Gürkchen probieren.

Abends

ÜBERBACKENER FENCHEL

- 1 Fenchelknolle (etwa 300 g)
- Salz
- 1 Schalotte
- 1 Knoblauchzehe
- 1 EL gehackte Petersilie
- 1 EL Parmesan, fein gerieben
- 1 EL Semmelbrösel
- 1 TL Olivenöl
- Pfeffer aus der Mühle
- 100 g Cocktailtomaten

Den Backofen auf 200° vorheizen. Die äußeren Blätter der Fenchelknolle dünn abschälen, putzen und das Fenchelgrün beiseitelegen. Die Knolle längs halbieren. Salzwasser zum Kochen bringen und die Fenchelhälften darin 10 Min. blanchieren. Herausnehmen und mit der Schnittfläche nach unten gut abtropfen lassen.
In der Zwischenzeit die Schalotte und die Knoblauchzehe abziehen und zusammen mit dem Fenchelgrün fein hacken. Mit Petersilie, Parmesan, Semmelbrösel und Olivenöl gut vermischen. Mit Salz und Pfeffer kräftig würzen.
Die Cocktailtomaten waschen, vierteln und in eine kleine, feuerfeste Form geben. Die Fenchelhälften darauflegen und mit der Kräuter-Parmesan-Paste bestreichen.
Im vorgeheizten Backofen auf der mittleren Schiene 25 bis 30 Min. backen, bis die Kruste goldgelb und knusprig ist.

Morgens

SALATSMOOTHIE MIT ROSA BEEREN

- 1 Packung Mischsalat (50–60g)
- 1 TL Rosa Beeren
- 200 ml Kefir
- Salz

Salat, Beeren und Kefir pürieren. Mit Salz abschmecken.
Statt der Rosa Beeren können Sie auch mal mit Wasabi oder Meerrettich würzen. Salatmischungen gibt es im Kühlregal der Gemüseabteilungen in immer neuen Varianten – da ist für Abwechslung gesorgt. Die Salate sind mal zu 50 g, mal zu 60 g abgepackt – aber 10 Gramm mehr oder weniger spielt keine Rolle. In vielen Supermärkten gibt es auch eine Salattheke, an der Sie Salatmischungen offen kaufen können.

Mittags

ZUCCHINISÜPPCHEN MIT DILL

Gut zum Vorbereiten und Mitnehmen

- Je 1 kleiner grüner und gelber Zucchino (zusammen ca. 200 g)
- 1 kleine Zwiebel
- 3 Stängel Dill
- 1 TL Rapsöl
- 200 ml Gemüsebrühe (Instant)
- Salz, Pfeffer
- Zitronensaft nach Belieben
- 2 EL fettarmer Joghurt

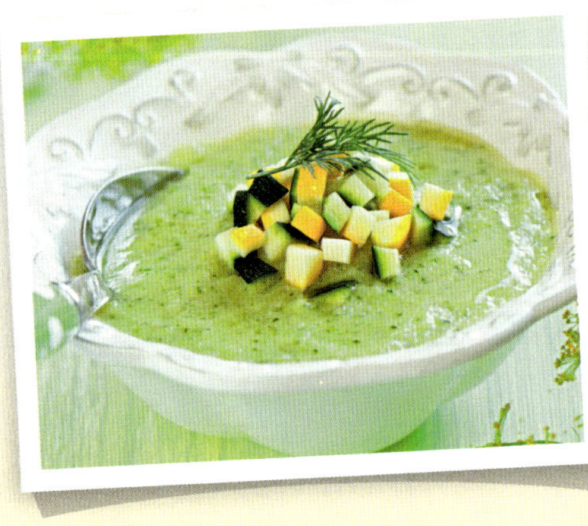

Die Zucchini waschen, putzen und würfeln. Die Zwiebel abziehen und in feine Ringe schneiden. Den Dill von den Stielen zupfen, einige Blätter zum Bestreuen beiseitelegen. Die restlichen Blätter fein hacken.

Das Rapsöl in einem beschichteten Topf erhitzen und die Zwiebelringe goldgelb anbraten. Die Zucchiniwürfel dazugeben und unter Rühren etwas Farbe annehmen lassen. Mit der Brühe aufgießen und etwa 5 Min. köcheln lassen, bis das Gemüse weich ist. Einige Würfel zur Dekoration herausehmen. Das Gemüse mit einem Pürierstab fein pürieren und mit Salz, Pfeffer und Zitronensaft abschmecken. Den gehackten Dill und den Joghurt unterrühren – nicht mehr kochen lassen!
Die Suppe in einem tiefen Teller anrichten und die Zucchiniwürfel in die Mitte geben. Mit den Dillblättchen dekorieren.

Abends

KENIABOHNEN ÜBERBACKEN MIT TOMATEN

- 1 Päckchen Keniabohnen oder Buschbohnen (200 g)
- Salz
- 1 Fleischtomate
- 1 Schalotte
- 1–2 Knoblauchzehen
- 1 TL Olivenöl
- 1 EL Tomatenmark
- 1 Zweig frischer Rosmarin
- Pfeffer
- 2 EL Parmesan, fein gerieben

Die Bohnen putzen, dann waschen und in reichlich Salzwasser 10 bis 15 Min. kochen, bis sie bissfest sind. Den Backofen auf 200° vorheizen. In der Zwischenzeit die Tomate heiß überbrühen, häuten und die Stielansätze herausschneiden. Das Fruchtfleisch klein würfeln. Schalotte und Knoblauchzehen abziehen und sehr klein würfeln.
Das Olivenöl in einem beschichteten Topf erhitzen und Zwiebel und Knoblauch goldgelb anbraten. Das Tomatenmark dazugeben, kurz rösten und die gewürfelten Tomaten einrühren. Mit etwas Wasser aufgießen, den Rosmarinzweig hineinlegen und zugedeckt etwa 8 Min. köcheln lassen. Den Rosmarinzweig herausnehmen und mit Salz und Pfeffer kräftig abschmecken.
Die Bohnen durch ein Sieb abgießen, kalt abschrecken und in eine feuerfeste Form geben. Die Tomatensauce darübergeben, mit Parmesan bestreuen und 10 Min. im vorgeheizten Backofen auf der mittleren Schiene überbacken, bis der Käse geschmolzen und goldbraun ist.

Morgens

SELLERIESMOOTHIE MIT SEIDENTOFU

- 150 g Staudensellerie
- 100 g Seidentofu
- 100 ml Sojamilch
- Wasabi nach Belieben
- Salz, Pfeffer

Dicke, äußere Stängel der Selleriestaude eventuell dünn abschälen. Den Sellerie klein schneiden und mit Seidentofu und Sojamilch sehr fein pürieren. Mit Wasabi, Salz und Pfeffer pikant abschmecken.

Mittags

PAK CHOY UND BROKKOLI MIT TOFU

- 1 große oder 2 kleinere Stauden Pak Choy (ca. 150 g)
- ca. 150 g Brokkoli-Röschen
- 100 g Tofu natur
- 1 EL Rapsöl
- 1 EL Sesamsaat
- 1–2 EL Sojasauce

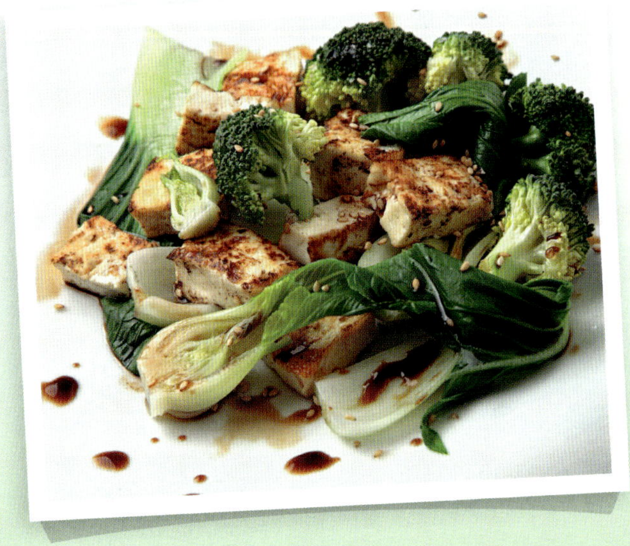

Den Pak Choy in Blätter teilen. Brokkoli-Röschen abschneiden. Beide Gemüse 5 bis 6 Min. möglichst im Dampf garen (alternativ 5 Min. in kochendem Wasser blanchieren). Den Tofu in Würfel schneiden. Das Öl in einer beschichteten Pfanne erhitzen. Die Tofuwürfel mit der Sesamsaat unter ständigem Rühren knusprig anbraten (Vorsicht: Die kleinen Körnchen hüpfen gerne aus der Pfanne!). Das gedämpfte (oder blanchierte) und gut abgetropfte Gemüse in die Pfanne geben und kurz durchschwenken. Mit Sojasauce beträufelt servieren.

Tipp Mit 1 bis 2 EL Reisessig kann man diese Zubereitung auch gut als Salat essen. Den Brokkolistrunk können Sie z.B. für einen leckeren Smoothie verwenden, die restlichen Röschen passen auch gut in eine Gemüsepfanne. Außerdem gibt es tiefgekühlte Brokkoli-Röschen – Auftauzeit etwa 1 Stunde.

Abends

VANILLE-MÖHREN MIT SOJASAHNE

- 1 EL Korinthen
- 1 EL Pinienkerne
- ½ Vanilleschote
- 300 g Möhren
- 1 Schalotte
- 1 TL Rapsöl
- 2 EL Sojasahne light
- Salz, Pfeffer

Die Korinthen in lauwarmem Wasser einweichen. Die Pinienkerne in einer beschichteten Pfanne ohne Fett rösten und beiseitestellen.
Die Vanilleschote längs aufschlitzen und das Mark herauskratzen. Die Möhre schälen, putzen und schräg in schmale Scheiben schneiden. Die Schalotte abziehen und klein würfeln.
Das Rapsöl in einem beschichteten Topf erhitzen und die Schalottenwürfel unter ständigem Rühren goldgelb anbraten. Die Möhren dazugeben und mit so viel Wasser aufgießen, dass sie gerade bedeckt sind. Das Vanillemark und die Schote einrühren und zugedeckt etwa 12 Min. bei mittlerer Hitze dünsten, bis die Möhren weich, aber noch bissfest sind. Die Vanilleschote herausfischen und wegwerfen. Die Sojasahne einrühren, mit Salz und Pfeffer abschmecken, die gut ausgedrückten Korinthen unterheben und das Gericht mit den Pinienkernen bestreut servieren.

Morgens

AVOCADO-DRINK MIT SOJAJOGHURT

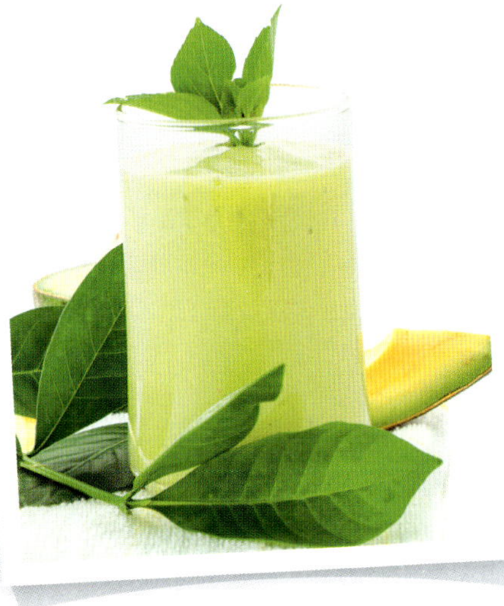

- ½ kleine, reife Avocado
- 1–2 EL Limettensaft
- 200 g Sojajoghurt
- Salz, Pfeffer

Die halbe Avocado aus der Schale lösen, in den Mixer geben und mit Limettensaft beträufeln. Sojajoghurt dazugeben und die Mischung sehr fein pürieren. Mit Salz und Pfeffer und eventuell noch mehr Limettensaft pikant abschmecken.

Tipp Die übrige Avocado können Sie mit dem Kern drinnen (das hält sie länger frisch) in Frischhaltefolie gewickelt bis zu zwei Tagen im Kühlschrank aufbewahren.

Mittags

TOMATEN-LAUCH-PFANNE MIT RÄUCHERTOFU

- 1 Fleischtomate
- 1 kleine Lauchstange
- 1 kleine rote Zwiebel
- 1 walnussgroßes Stück Ingwer
- 2 Knoblauchzehen
- ½ Peperonischote
- 100 g geräucherter Tofu
- 1 TL Rapsöl
- 75 ml Sojamilch
- 1 TL körniger Senf (z. B. Dijon)
- Salz, Pfeffer

Die Tomate heiß überbrühen, häuten, den Stielansatz herausschneiden und das Fruchtfleisch würfeln. Den Lauch putzen, längs aufschlitzen und gründlich waschen. In feine Ringe schneiden. Die Zwiebel abziehen und fein würfeln. Ingwer und Knoblauch schälen und in kleine Würfel schneiden. Die Peperonischote waschen, putzen und ebenfalls fein würfeln.
Den Tofu abtropfen lassen und in etwa 1 cm große Würfel schneiden. Das Öl in einer beschichteten Pfanne erhitzen und Zwiebel, Ingwer, Knoblauch und Peperoniwürfel kurz anbraten. Die Lauchringe und Tofuwürfel dazugeben und unter Rühren Farbe annehmen lassen. Mit Sojamilch ablöschen, die Tomatenwürfel dazugeben und einige Minuten schmoren lassen, bis die Tomaten leicht zerfallen sind. Den Senf einrühren und mit Salz und Pfeffer abschmecken.

Abends

ZUCCHINI MIT NÜSSEN UND SOJAJOGHURT

- 250 g Zucchini
- 1 EL gehackte Walnuss- oder Pecannusskerne
- 1 TL Rapsöl
- 1 TL frische Thymianblättchen
- 1 EL weißer Essig
- 150 g Sojajoghurt natur
- Salz, Pfeffer
- 5 entsteinte schwarze Oliven

Die Zucchini waschen, putzen und in etwa 3 cm lange, dünne Stifte schneiden. Die gehackten Nüsse in einer beschichteten Pfanne ohne zusätzliches Fett rösten. Herausnehmen und beiseitestellen.
Das Öl in einer beschichteten Pfanne erhitzen und die Zucchinistifte unter Rühren etwas Farbe annehmen lassen. In eine Schüssel geben, mit den Thymianblättchen und dem Essig vermischen und auf Zimmertemperatur abkühlen lassen.
Den Sojajoghurt unterheben und mit Salz und Pfeffer abschmecken.
Die Oliven in Scheiben schneiden und zusammen mit den Nüssen über die Joghurt-Zucchini streuen.

Morgens

ZUCCHINI-SOJAJOGHURT MIT MANDELMUS

- 1 sehr kleiner Zucchino (oder ca. 100 g von einem größeren abschneiden)
- 100 g Sojajoghurt
- 100 ml Sojamilch
- 1 EL Mandelmus (alternativ Sesampaste)
- Salz, Pfeffer

Den Zucchino waschen, putzen und klein schneiden. Mit Sojajoghurt, Sojamilch und Mandelmus im Mixer fein pürieren und mit Salz und Pfeffer abschmecken.

Mittags

BABYSPINAT-PFANNE MIT KÜRBIS UND SESAM

Kann man gut vorbereiten und als Salat mitnehmen

- 100 g frischer Babyspinat
- 150 g Hokkaido-Kürbis (geputzt gewogen)
- 1 TL Rapsöl
- 1 EL Sesamsaat
- 75 ml Gemüsebrühe (Instant)
- 2 EL weißer Essig
- Salz, Pfeffer

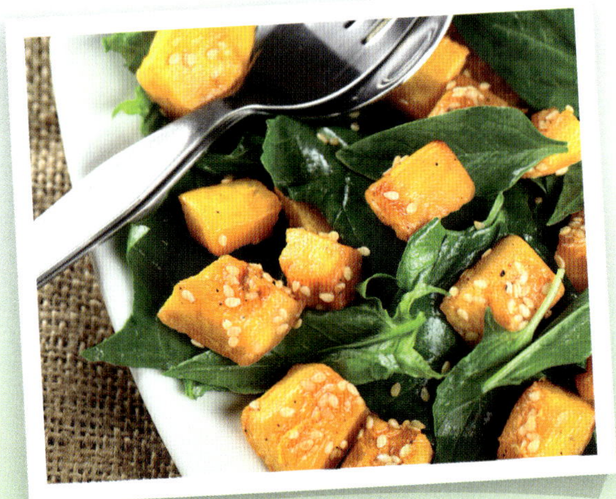

Den Babyspinat gründlich waschen, verlesen und gut abtropfen lassen.

Das Kürbisfleisch in Würfel schneiden (beim Hokkaido-Kürbis kann die Schale mitverwendet werden).
Das Öl in einem Wok oder einer beschichteten Pfanne erhitzen und die Kürbiswürfel unter Rühren anbraten, bis sie Farbe angenommen haben. Sesamsaat kurz mitrösten (bei längerem Rösten beginnen sie aus der Pfanne zu hüpfen). Mit der Gemüsebrühe ablöschen und auf kleiner Flamme dünsten, bis die Flüssigkeit fast verdampft ist.
Den Spinat auf einem tiefen Teller anrichten und mit Essig, Salz und Pfeffer würzen. Das Kürbis-Sesam-Gemüse daraufgeben.

Tipp Babyspinat gibt es fixfertig im Kühlregal in 100-g-Packungen. Dort finden Sie auch verschiedene Salatmischungen, die sich als Basis für das Kürbisgemüse eignen, z.B. mit jungem Mangold oder Rucola.

Abends

PILZ-GEMÜSE-WOK MIT ANANAS

Kann man gut vorbereiten und als Salat mitnehmen

- 75 g Erbsen (TK)
- 1 kleine rote Zwiebel
- 1 Scheibe frische Ananas (etwa 80 g)
- 1 kleine rote Paprikaschote
- 150 g Austernpilze
- 1 EL Rapsöl
- 1–2 EL Sojasauce
- 2 EL Reisessig (ersatzweise Apfelessig)
- 1 EL Schnittlauchröllchen

Die Erbsen zum Auftauen mit heißem Wasser übergießen. Die Zwiebel abziehen und in feine Ringe schneiden. Die Ananasscheibe in Würfel schneiden. Die Paprikaschote waschen, putzen und in Streifen schneiden. Die Austernpilze putzen, die harten Stiele entfernen. Kleinere Pilze ganz lassen, die größeren halbieren oder vierteln. Die Erbsen durch ein Sieb abgießen und abtropfen lassen.
Das Öl in einem Wok oder einer großen Pfanne stark erhitzen und die Zwiebelscheiben glasig dünsten. Paprika, Erbsen und Ananas dazugeben und etwa 2 Min. rühren. Dann die Pilze in die Pfanne geben und kurz mitbraten. Mit Sojasauce und Essig ablöschen und mit Schnittlauch bestreut servieren.

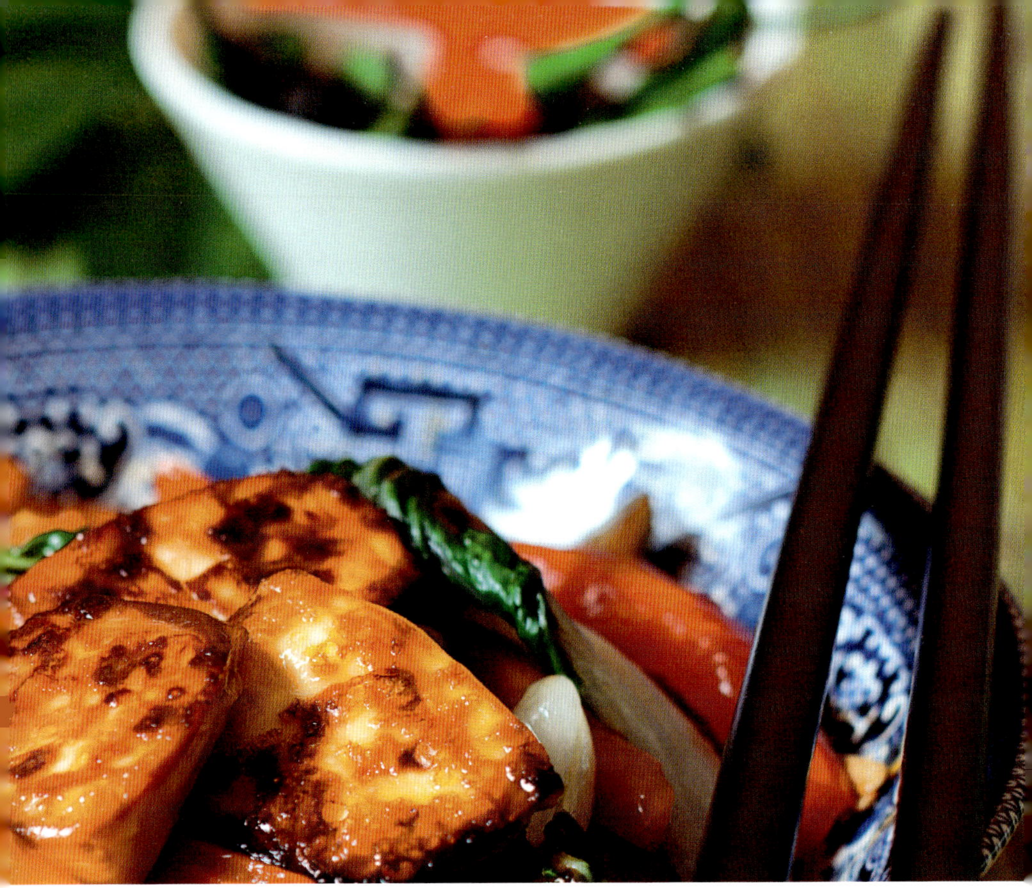

ZWEI WOCHEN

NACH UNTEN PENDELN

Glückwunsch! In der Turbowoche haben Sie bestimmt einiges an Gewicht und Bauchumfang verloren. Ab jetzt wird es gemütlicher: Sie dürfen mehr und abwechslungsreicher essen. Vergessen Sie aber auf keinen Fall die hCG-Tropfen, denn die sind das Herzstück Ihres Erfolgs.

Ihre kommenden zwei Wochen sehen so aus:

- An fünf Tagen der Woche stellen Sie sich täglich drei Mahlzeiten aus dem folgenden Rezeptteil zusammen. Damit kommen Sie auf 1400 bis 1600 Kalorien am Tag.

- An zwei Tagen der Woche suchen Sie sich jeweils einen Tagesplan aus der grünen Turbowoche aus – mit wie gehabt nur 700 bis 800 Kalorien täglich. Diese beiden Tage können Sie nacheinander abhalten oder über die Woche verteilen – je nachdem, wie es am besten in Ihre Woche passt.

- Ganz wichtig ist, dass Sie zwei Tage vor dem Ende der zweiten Woche aufhören, die hCG-Tropfen einzunehmen. Streichen Sie sich dieses Datum im Kalender an.

- Im folgenden Rezeptteil finden Sie Frühstücksideen – süß oder pikant – für einen energievollen Start in den Tag. Es gibt viele Salate, die sich auch zum Mitnehmen eignen, eine Fülle an Fisch- und Fleischgerichten, und natürlich haben wir auch an die Vegetarier und Veganer gedacht. Alle Gerichte haben ungefähr 500 Kilokalorien, kommen mit äußerst geringen Mengen an Fett aus und liefern hochwertiges Eiweiß, das für Ihre Ernährung jetzt so wichtig ist.

Sie werden nun langsamer abnehmen als in der Turbowoche, aber der Erfolg wird dauerhaft, denn auch dank der hCG-Tropfen bleibt der gefürchtete Jo-Jo-Effekt aus.
Übrigens haben wir darauf geachtet, dass die Zutaten für unsere Rezepte in Supermärkten erhältlich sind. Sie müssen auch kein Kochkünstler sein – die Zubereitung der Mahlzeiten ist denkbar einfach und – wichtig für Berufstätige – geht superschnell. Alle Rezepte sind für eine Person berechnet. Wenn Ihr Partner, Ihre Familie oder Ihre Gäste mitessen wollen, multiplizieren Sie einfach die Menge mit der Zahl der Personen.

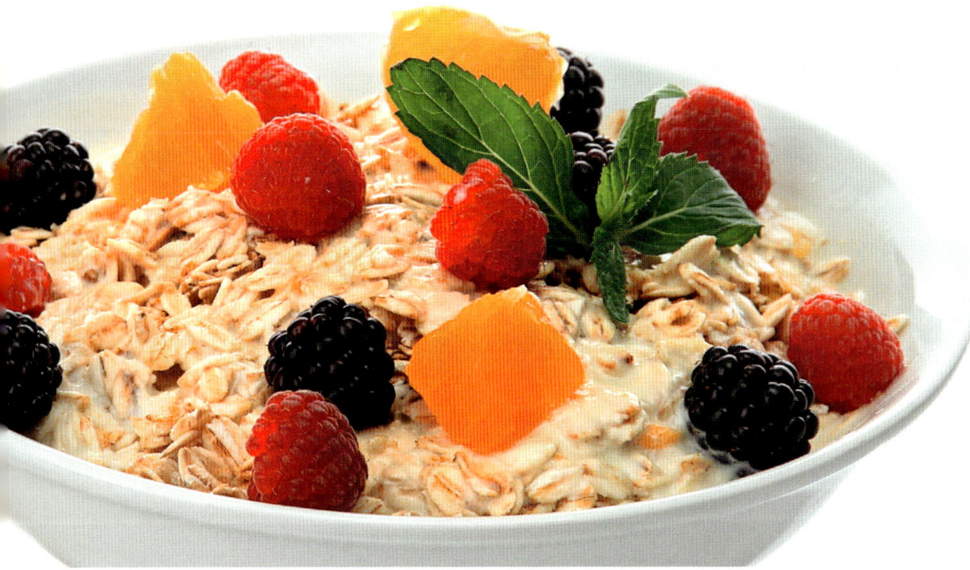

FRÜHSTÜCK

Haferflocken-Müsli mit Himbeeren

Foto oben

- 2 EL Haferflocken
- 150 ml fettarme Milch oder Buttermilch
- 1 Schälchen Himbeeren (100 oder 125 g)
- 1 Orange

Die Haferflocken in einer beschichteten Pfanne ohne Fett goldgelb anrösten. Sie bekommen dadurch ein feineres Aroma. Mit der Milch oder Buttermilch begießen und 5 Min. ziehen lassen. Die Himbeeren – wenn nötig – ganz behutsam waschen, gut abtropfen lassen und unterheben.
Die Orange nach Belieben als Saft auspressen oder in Spalten geschnitten zum Müsli geben.

Je nach Saison können Sie andere Beeren oder anderes Obst für dieses Müsli verwenden. Die Haferflocken-Milch-Basis bleibt immer gleich und hat gegenüber fertig gekauften Mischungen den Vorteil, keinen Zucker zu enthalten.

Erdbeer-Kiwi-Müsli mit Walnusskernen

- 150 g Erdbeeren
- 1 Kiwi
- 150 ml fettarmer Joghurt
- 1 EL gehackte Walnusskerne
- 2 EL Haferflocken

Die Erdbeeren waschen, gut abtropfen lassen, entstielen und in Scheiben schneiden. Die Kiwi schälen, längs vierteln, den harten Mittelstrunk herausschneiden und würfeln. Die Früchte mit dem Joghurt vermischen. Walnusskerne und Haferflocken in einer beschichteten Pfanne ohne Fett goldgelb rösten und heiß über das Müsli streuen.

Tipp Rösten Sie zur Abwechslung gemahlene Mandeln oder Haselnüsse zusammen mit den Haferflocken – das macht Ihr Müsli cremiger!

Mango-Joghurt mit Pinienkernen

- 1 EL Pinienkerne
- 1/2 Mango
- 3 getrocknete Pflaumen
- 150 ml fettarmer Joghurt

Die Pinienkerne in einer beschichteten Pfanne ohne Fett goldgelb rösten und beiseitestellen.
Die Mango schälen, das Fruchtfleisch vom harten Kern schneiden und würfeln. (Die restliche Mango hält sich in Frischhaltefolie gewickelt bis zu 2 Tagen im Kühlschrank.)
Die Pflaumen entsteinen und in Streifen schneiden.
Mangowürfel und Pflaumen unten den Joghurt mischen und mit den Pinienkernen bestreut servieren.

Trockenobst ist eine gute Möglichkeit, Süße in Ihr Frühstück zu bringen, denn Zucker und Süßstoffe kommen in der hCG-Ernährung nicht vor. Der Fruchtzucker im Obst sollte sehr sparsam und am besten nur frühmorgens gegessen werden.

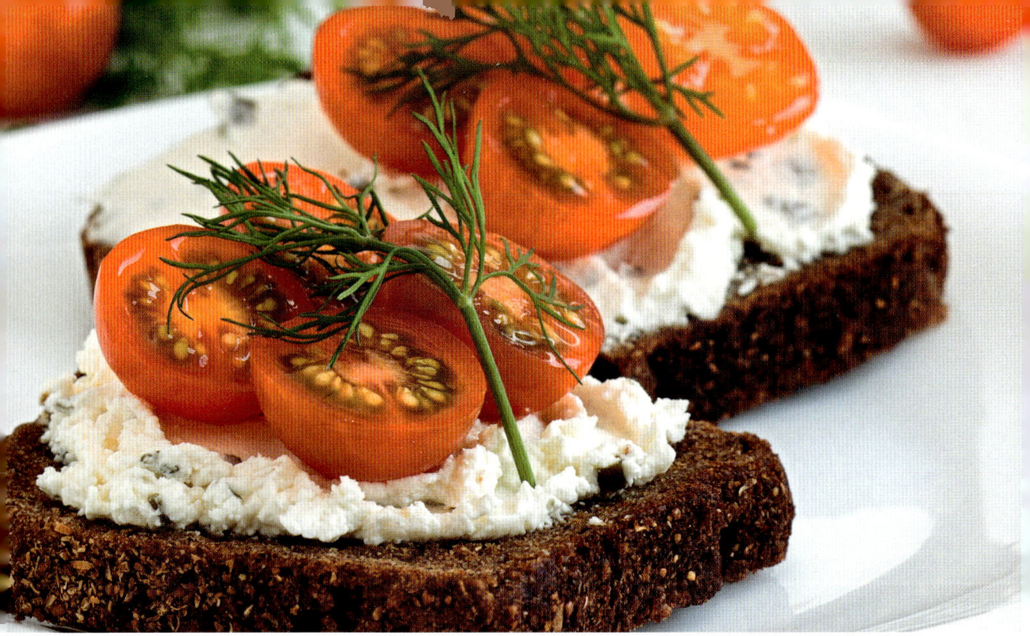

Foto oben

Vollkornkäsebrot mit Tomaten

- 2 Stängel Dill
- 3 EL Hüttenkäse (körniger Frischkäse, 10 % Fett i. Tr.)
- Salz, Pfeffer
- 4 Cocktailtomaten
- 2 kleine Scheiben Vollkornbrot oder ½ Vollkornbrötchen

Den Dill waschen, trocken schütteln und die Blättchen von den Stielen zupfen. Zwei Blättchen beiseitelegen, die restlichen fein hacken und mit dem Hüttenkäse vermischen. Mit Salz und Pfeffer würzen.
Die Cocktailtomaten waschen und halbieren.
Die Brotscheiben mit dem Kräuter-Käse bestreichen, die Tomaten darauflegen und mit Dill garnieren.

Ihrer Fantasie sind hier keine Grenzen gesetzt: Petersilie, Kresse, Schnittlauch – oder Ausgefalleneres wie Pimpernelle, Wasabiblätter oder Ysop lassen Sie fröhlich in den Tag starten.

Holen Sie sich Kräuterpflanzen auf dem Markt, denn in vielen Rezepten sind Kräuter vorgesehen. In der dunkleren Jahreszeit können Sie natürlich auf tiefgekühlte Kräuter ausweichen, die es in vielerlei Mischungen gibt.

Pumpernickel mit Putenbrust

- 2 EL Hüttenkäse (körniger Frischkäse, 10 % Fett i. Tr.)
- Salz, Cayennepfeffer
- 1 gelbe Mini-Paprikaschote (oder 1/2 kleine gelbe Paprikaschote)
- 2 Scheiben Pumpernickel
- 50 g Putenbrust-Aufschnitt (Putenwurst)
- 4 Radieschen

Den Hüttenkäse in einer kleinen Schüssel mit Salz und Cayennepfeffer pikant abschmecken.
Die Paprikaschote waschen, putzen, in kleine Würfel schneiden und mit dem Hüttenkäse vermengen.
Die beiden Scheiben Pumpernickel mit dem Käse bestreichen. Mit dem Putenbrust-Aufschnitt belegen.
Die Radieschen waschen, putzen, in Scheiben schneiden und die Frühstücksbrote damit dekorieren.
Aus Pute gibt es mittlerweile sehr viele Wurstprodukte: z. B. auch Puten-Mortadella, Puten-Coppa oder Puten-Leberkäse.

Tomatenbrot mit Lachsschinken

- 40 g Lachsschinken
- 1 TL Tomatenmark
- 2 EL Hüttenkäse (körniger Frischkäse, 10 % Fett i. Tr.)
- Salz, Pfeffer
- 4 Kirschtomaten
- 2 Scheiben Vollkornbrot
- 1 EL Schnittlauchröllchen oder fein gehackte Petersilie

Den Lachsschinken in feine Streifen schneiden. Das Tomatenmark mit dem Hüttenkäse verrühren und mit Salz und Pfeffer abschmecken. Die Schinkenstreifen unterheben.
Die Kirschtomaten waschen, abtrocknen und halbieren.
Die Brotscheiben mit der Tomaten-Käse-Schinken-Mischung bestreichen, mit den Tomatenhälften belegen und mit Schnittlauch oder Petersilie bestreut genießen.

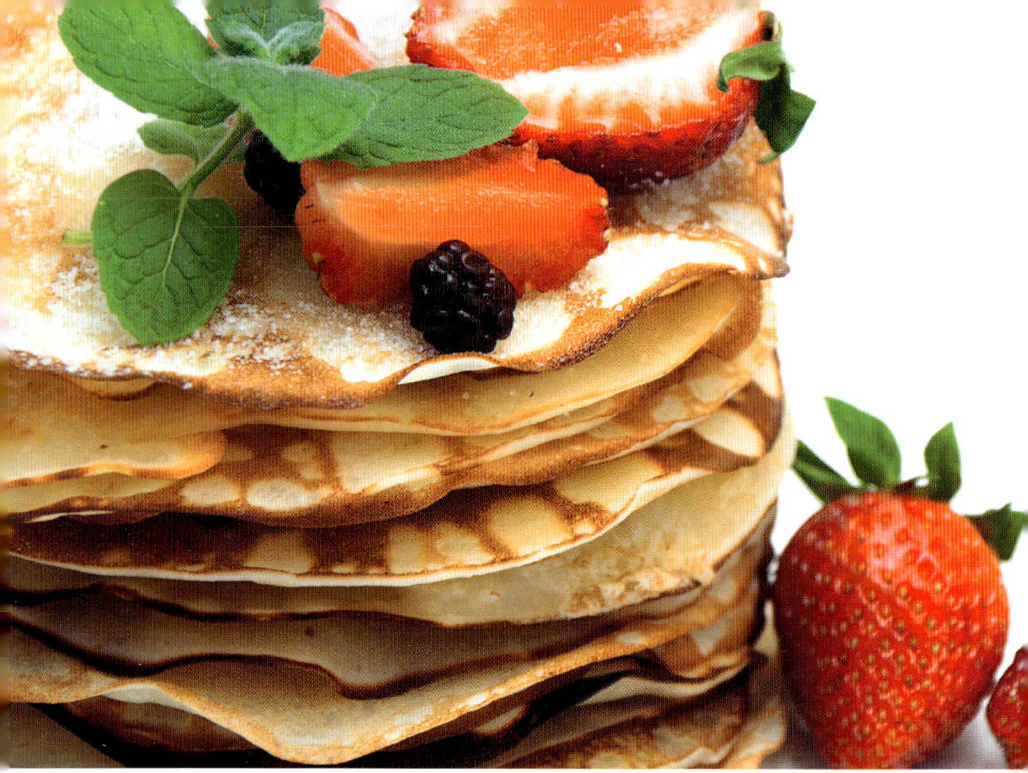

Foto oben

Pfannkuchen-Grundrezept

- 1 Ei
- 50 ml fettarme Milch
- 2 EL Mehl (35 g)
- 1 Prise Salz
- 2 TL Butter

Für zwei Pfannkuchen
Mit einem Handmixer das Ei mit der Milch verquirlen. Mehl und Salz dazugeben und zu einem glatten Teig verrühren. 10 Min. quellen lassen.

Für den ersten Pfannkuchen 1 TL Butter in einer kleinen, beschichteten Pfanne (15 cm Bodendurchmesser) stark erhitzen und die Hälfte des Teiges mit einer Schöpfkelle hineingießen. Die Pfanne schwenken, um den Teig über den ganzen Pfannenboden zu verteilen. Den Pfannkuchen mit einem Pfannenwender umdrehen, wenn sich an der Oberfläche kleine Löcher zeigen, und auf der anderen Seite fertig backen. Mit dem zweiten Pfannkuchen genauso verfahren.

Wenn Sie Gäste bekochen wollen, nehmen Sie einfach die doppelte oder dreifache Menge für den Teig. Sie werden feststellen, dass die Pfannkuchen – je heißer die Pfanne wird – immer dünner gelingen.

Fruchtiges Pfannkuchen-Frühstück

- 2 Pfannkuchen (Grundrezept siehe linke Seite)
- 4 bis 5 Erdbeeren
- einige weitere Beeren nach Geschmack und Saison
- einige Minzeblätter

Die Pfannkuchen nach Grundrezept zubereiten.
Die Erdbeeren waschen, entstielen und in Scheiben schneiden. Mit den weiteren Beeren auf den Pfannkuchen verteilen. Aufrollen und mit fein geschnittenen Minze-Blättchen bestreuen.

Pfannkuchen mit Apfel-Hüttenkäse

- 2 Pfannkuchen (Grundrezept siehe linke Seite)
- 2 EL Hüttenkäse (körniger Frischkäse, 10 % Fett i. Tr.)
- $^1/_2$ TL Currypulver
- Salz, Pfeffer
- 1 kleiner Apfel
- 2 Stängel Frühlingszwiebeln
- 1 TL Rapsöl

Die Pfannkuchen nach Grundrezept zubereiten.
Den Hüttenkäse mit dem Currypulver verrühren und mit Salz und Pfeffer pikant abschmecken. Den Apfel schälen, grob raspeln und mit dem Hüttenkäse vermischen.
Die Frühlingszwiebeln waschen, putzen und in Ringe schneiden.
Das Öl in einer beschichteten Pfanne erhitzen und die Zwiebelringe goldgelb anbraten.
Die Pfannkuchen mit der Käsemischung bestreichen, die Zwiebelringe daraufgeben und zusammenklappen.

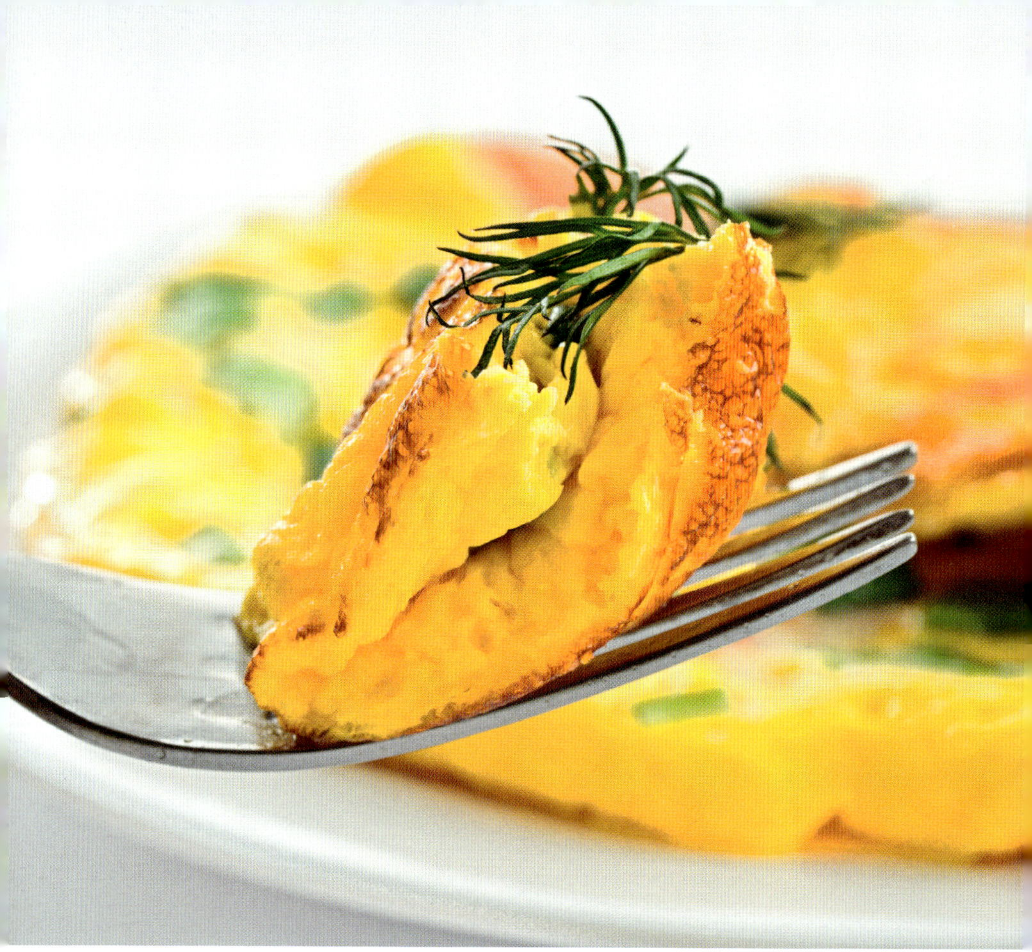

Kräuteromelett

Foto oben

- 2 Eier
- Salz, Pfeffer
- 2 EL Mineralwasser
- 2 EL frische Kräuter nach Wahl (oder 1 EL TK-Kräuter)
- 1 TL Butter

Die Eier mit Salz, Pfeffer und Mineralwasser (das macht das Omelett lockerer) kräftig verschlagen. Die gehackten Kräuter unterrühren. Die Butter in einer kleinen, beschichteten Pfanne (15 cm Bodendurchmesser) schmelzen und die Eiermasse eingießen. Bei milder Hitze stocken lassen. Je nach Geschmack kann die Oberfläche mehr oder weniger flüssig bleiben. Das Omelett mit einem Pfannenheber zusammenklappen und noch kurz in der Pfanne ziehen lassen.

Pfannkuchen mit Krabbenquark

- 2 Pfannkuchen (Grundrezept siehe S. 58)
- 50 g Magerquark
- Salz, Pfeffer
- 1/2 TL Paprikapulver (rosenscharf oder edelsüß)
- 1–2 TL Zitronensaft
- 125 g gekochte und geschälte Krabben
- 1 EL Schnittlauchröllchen

Die Pfannkuchen nach Grundrezept zubereiten.
Den Quark mit Salz, Pfeffer, Paprikapulver und Zitronensaft pikant abschmecken. Die Krabben und den Schnittlauch unterheben. Die Pfannkuchen damit füllen und aufrollen.

Tipp Sie können auch eine Füllung aus 50 g fettarmer Frischkäsezubereitung mit Kräutern, 50 g Räucherlachs und 2 EL Paprikawürfeln zubereiten.

Pilzrührei auf Salat

- 100 g Champignons
- 2 Stängel Frühlingszwiebeln
- 3 Blätter Lollo Rosso (oder anderer Blattsalat)
- 1 TL weißer Balsamessig
- 2 Eier
- Salz, Pfeffer
- 2 EL Mineralwasser
- 1 EL Butter
- 1 EL Schnittlauchröllchen

Die Champignons mit einer weichen Bürste putzen, die Stiele herausschneiden und die Köpfchen in Scheiben schneiden. Die Frühlingszwiebeln abziehen, putzen und mit dem dunklen Grün in Scheiben schneiden. Die Salatblätter waschen, gut trocken schütteln, auf einen Teller legen und mit dem Essig beträufeln.
Die Eier mit Salz, Pfeffer und Mineralwasser verquirlen.
Die Butter in einer kleinen, beschichteten Pfanne stark erhitzen. Die Frühlingszwiebeln und die Pilze hineingeben und 2 Min. anbraten.
Die Hitze reduzieren, die Eimasse dazugießen und bei milder Hitze stocken lassen. Die Masse öfter mit einem Kochlöffel auflockern. Das Rührei auf die Salatblätter geben und mit Schnittlauch bestreut servieren.

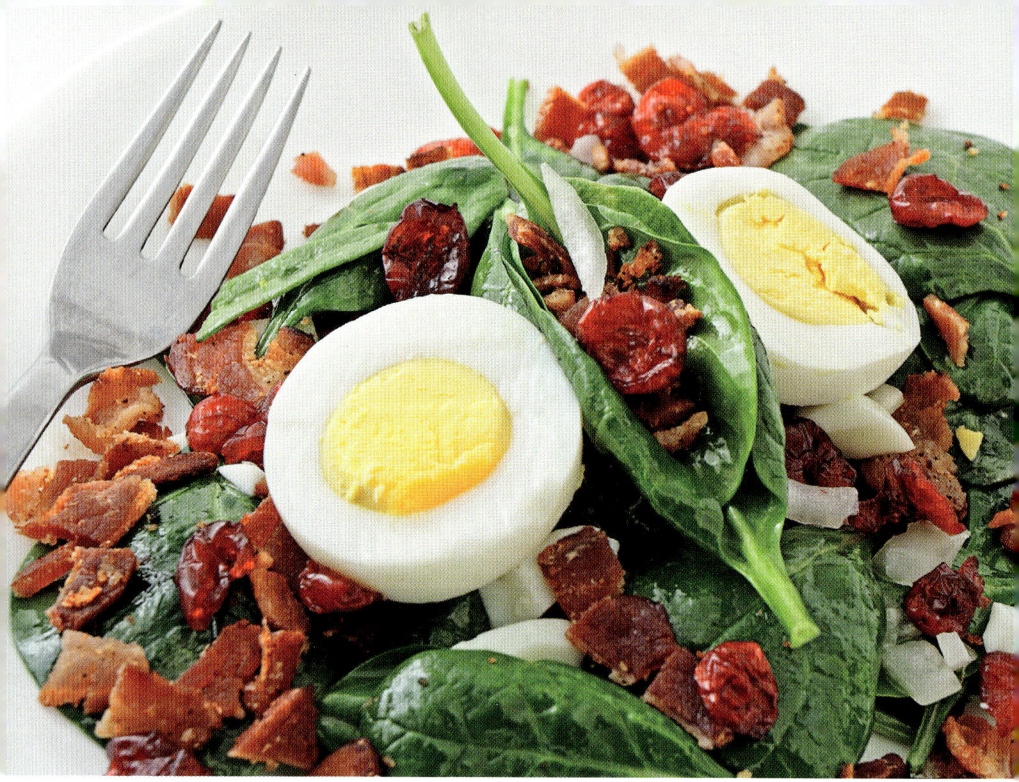

SALATE

Salat vom jungen Spinat mit Prosciutto

Foto oben

- 250 g junger Spinat
- 1 weiße Zwiebel
- 2 EL Apfelessig
- Salz, Pfeffer
- 2 EL Olivenöl
- 100 g Prosciutto crudo in etwas dickeren Scheiben
- 1 hart gekochtes Ei
- 2 EL getrocknete Cranberrys

Den Spinat waschen, verlesen und gut abtropfen lassen. Die Zwiebel abziehen und würfeln. Aus Apfelessig, Salz, Pfeffer und 1 EL Olivenöl mit dem Schneebesen eine cremige Marinade rühren. Zwiebeln und Spinat in einer Schüssel mit der Marinade vermischen.

Die Prosciutto-Scheiben in kleine Quadrate schneiden. Das restliche Olivenöl in einer beschichteten Pfanne erhitzen und den Schinken knusprig anbraten. Herausnehmen und auf Küchenkrepp abtropfen lassen. Den Salat auf einem Teller anrichten, den Prosciutto und die Cranberrys darauf verteilen. Das Ei schälen, halbieren und darauflegen.

Tipp Sie können den Salat auch gut mit Rucola oder Feldsalat oder einer Mischung aus allen drei Sorten zubereiten.

Bohnensalat mit Ei und Thunfisch

- 100 g grüne Bohnen oder Kenia-Bohnen
- Salz
- 1 weiße Zwiebel
- 2 Tomaten
- 4 Blätter Kopfsalat
- 1 Dose Thunfisch im eigenen Saft (ca. 140 g Abtropfgewicht)
- 1 hart gekochtes Ei
- 5 schwarze, entsteinte Oliven
- 2 EL Zitronensaft
- Pfeffer
- 1 EL Olivenöl

Die Bohnen waschen, putzen, in etwa 3 cm lange Stücke schneiden und in Salzwasser 10 bis 12 Min. kochen, bis sie bissfest sind. Durch ein Sieb abgießen und eiskalt abschrecken, damit sie ihre grüne Farbe behalten.
Inzwischen die Zwiebel abziehen und in feine Ringe schneiden.
Die Tomaten waschen, halbieren, die Stielansätze herausschneiden und in Spalten schneiden.
Die Salatblätter waschen, gut trocken schleudern und auf einem Teller verteilen.
Den Thunfisch in einem Sieb gut abtropfen lassen, mit einer Gabel zerpflücken und auf dem Salat verteilen. Das Ei pellen, halbieren und darauflegen. Mit den Oliven dekorieren.
Aus Zitronensaft, Salz, Pfeffer und Olivenöl mit dem Schneebesen eine cremige Marinade bereiten und darüberträufeln.

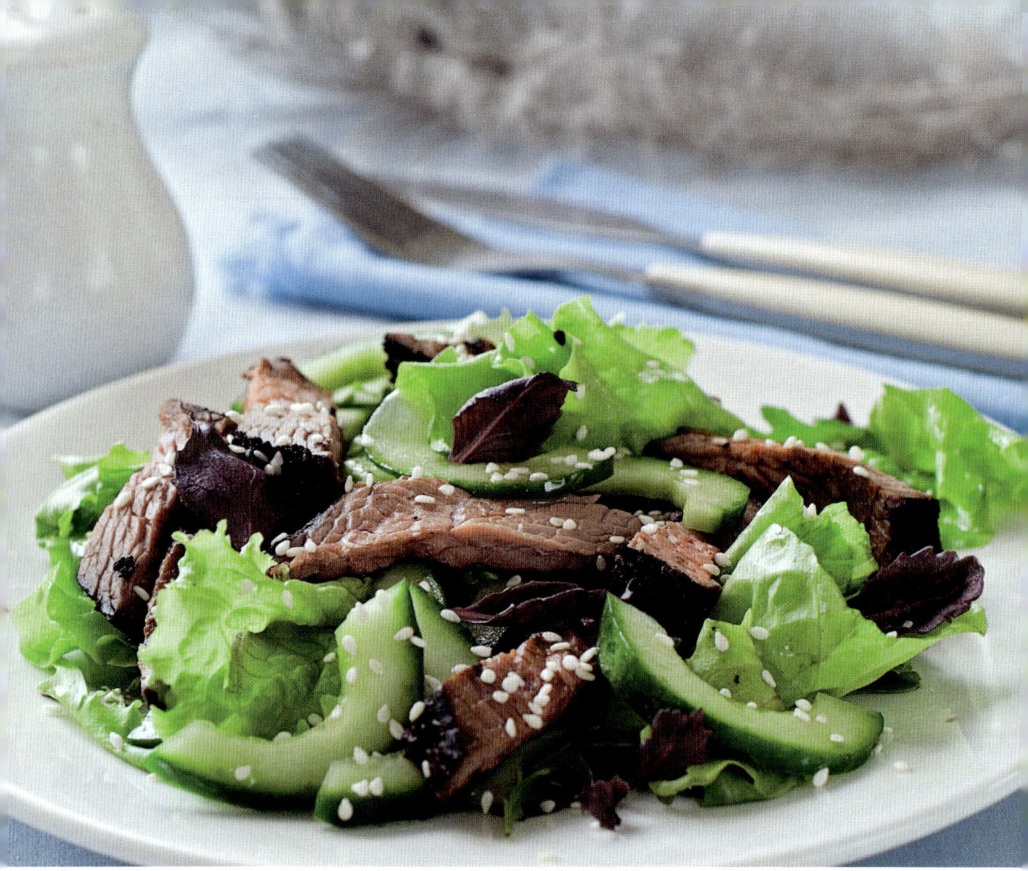

Foto oben

Rinderfilet-Streifen an grünem Salat mit Gurken

- 1 Rinderfiletsteak (etwa 150 g)
- 1 TL Rapsöl
- Salz, Pfeffer
- 1/2 Salatgurke
- 100 g Mischsalat nach Belieben
- 2 EL Apfelessig
- 1 EL scharfer Dijonsenf
- 1 EL Sesamöl
- 1 EL geschälte Sesamsaat

Das Rinderfilet mit dem Handballen leicht flach drücken. Das Öl in einer kleinen beschichteten Pfanne erhitzen und das Steak von beiden Seiten je nach Dicke 3 bis 4 Min. anbraten. Herausnehmen, salzen, pfeffern und in Alufolie gewickelt beiseitelegen.

Die Salatgurke gründlich waschen (sie wird mit der Schale verwendet), längs halbieren und mit einem Löffel die Kerne herausschaben. Dann in dünne Scheiben schneiden.
Den Salat waschen, gut trocken schleudern und in mundgerechte Stücke zupfen.
Essig, Salz, Pfeffer und Senf verrühren. Dann das Sesamöl mit einem Schneebesen einschlagen, sodass eine cremige Marinade entsteht. Mit den Gurkenscheiben und dem Salat vermischen und auf einem Teller anrichten.
Das Steak auspacken, in Streifen schneiden und auf dem Salat verteilen. Mit Sesamsaat bestreut servieren.

Gurken-Sprossen-Salat mit Walnusskernen

- 2 EL gehackte Walnusskerne
- 1/2 Salatgurke
- 100–125 g Sojasprossen
- 2 EL fettarmer Joghurt
- 1 EL Zitronensaft
- 1 EL Walnussöl
- Salz, Pfeffer
- 1 Scheibe Pumpernickel

Die gehackten Walnusskerne in einer beschichteten Pfanne ohne zusätzliches Fett rösten, herausnehmen und beiseitestellen.
Die Gurke schälen, längs halbieren und in dünne Scheiben schneiden.
Die Sojasprossen waschen, gut trocken schleudern und grob hacken.
Gurken und Sprossen in einer Schüssel mischen.
Den Joghurt mit dem Zitronensaft glatt rühren, das Öl unterrühren und mit Salz und Pfeffer abschmecken. Die Sauce unter den Salat heben.
Mit den Walnusskernen bestreut servieren und das Pumpernickel dazu essen.
Probieren Sie als Abwechslung auch mal Mungobohnensprossen oder einen Sprossenmix, wie er in Supermärkten meistens in 100-g-Packungen angeboten wird.

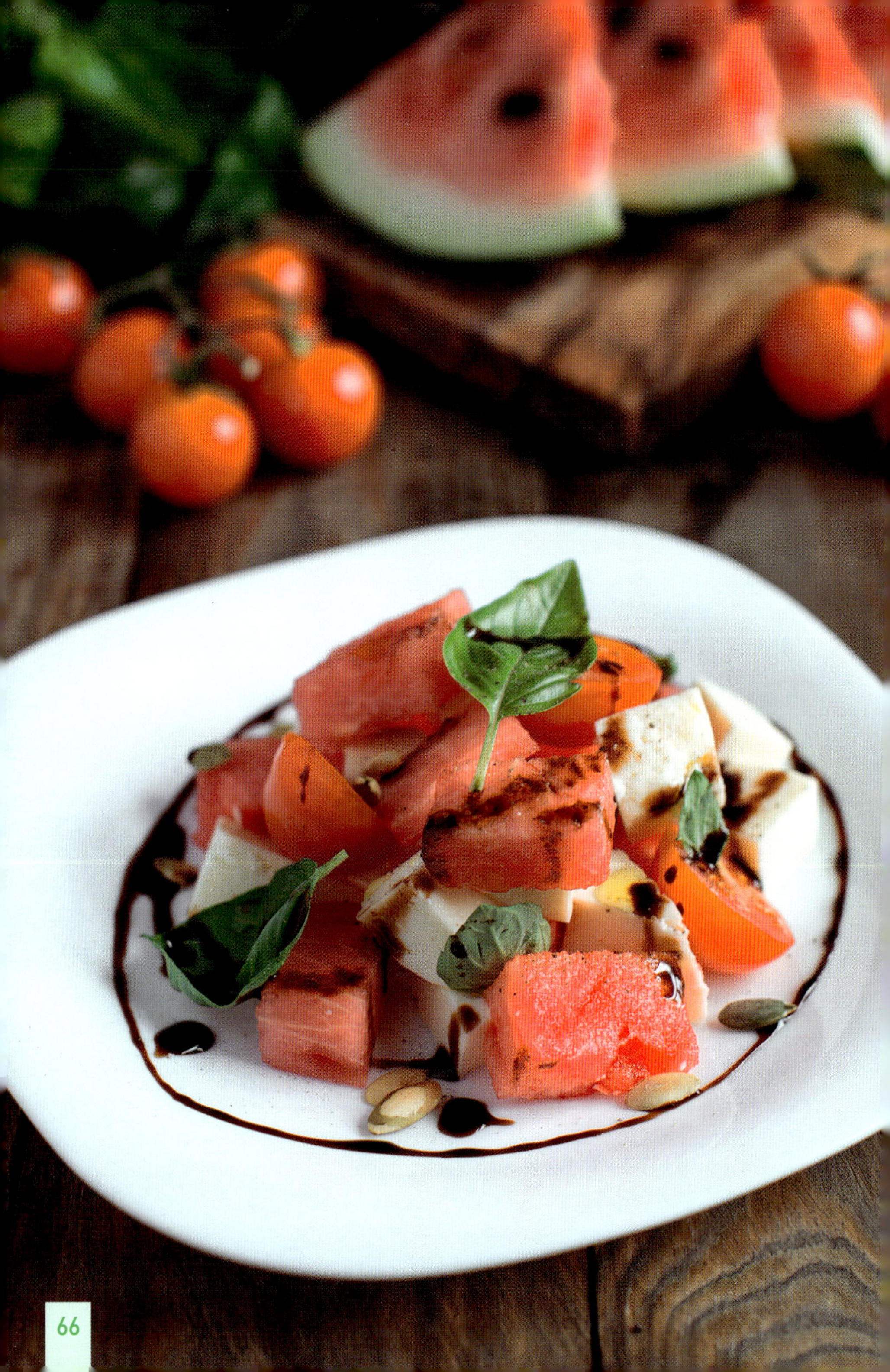

Foto links

Wassermelone mit Fetakäse

- Etwa 200g Wassermelone (küchenfertig gewogen)
- 1 reife Rispentomate
- 100 g Fetakäse (griechischer Schafskäse)
- Salz, Pfeffer
- 1 EL Olivenöl
- 1 EL Kürbiskerne
- 3–4 Basilikumblätter
- 1 EL Balsamcreme

Das Fruchtfleisch der Melone aus der Schale lösen und die Kerne entfernen. In Würfel schneiden. Die Tomate waschen, halbieren, den Stielansatz entfernen, in Spalten schneiden. Den Fetakäse würfeln.
Diese Zutaten vermischen und auf einem Teller verteilen. Mit Salz und Pfeffer würzen und mit dem Olivenöl beträufeln.
Die Kürbiskerne in einer beschichteten Pfanne ohne zusätzliches Fett rösten und darüberstreuen.
Mit Basilikumblättern und Balsamcreme dekoriert servieren.

Fenchel-Orangen-Salat

- 1 kleine Fenchelknolle
- 1 EL Zitronensaft
- 1 TL Meerrettich (aus dem Glas)
- Salz, Pfeffer
- 1 EL Olivenöl
- 1 Orange
- 2 EL saure Sahne

Die Fenchelknolle waschen, putzen und in Blätter zerteilen. In sehr feine Streifen schneiden. Das Fenchelgrün fein hacken.
Für die Marinade in einer Schüssel Zitronensaft, Meerrettich, Salz, Pfeffer und Olivenöl mit einem Schneebesen cremig rühren.
Die Orange so schälen, dass keine weiße Haut dranbleibt. Mit einem scharfen, kleinen Messer die Orangenfilets aus den Trennhäutchen lösen. Fenchel und Orangenfilets mit der Marinade vermischen und 15 Min. ziehen lassen.
Die saure Sahne mit Salz und Pfeffer abschmecken und das gehackte Fenchelgrün einrühren. Den Salat auf einem Teller anrichten und die Fenchelsahne in die Mitte setzen.

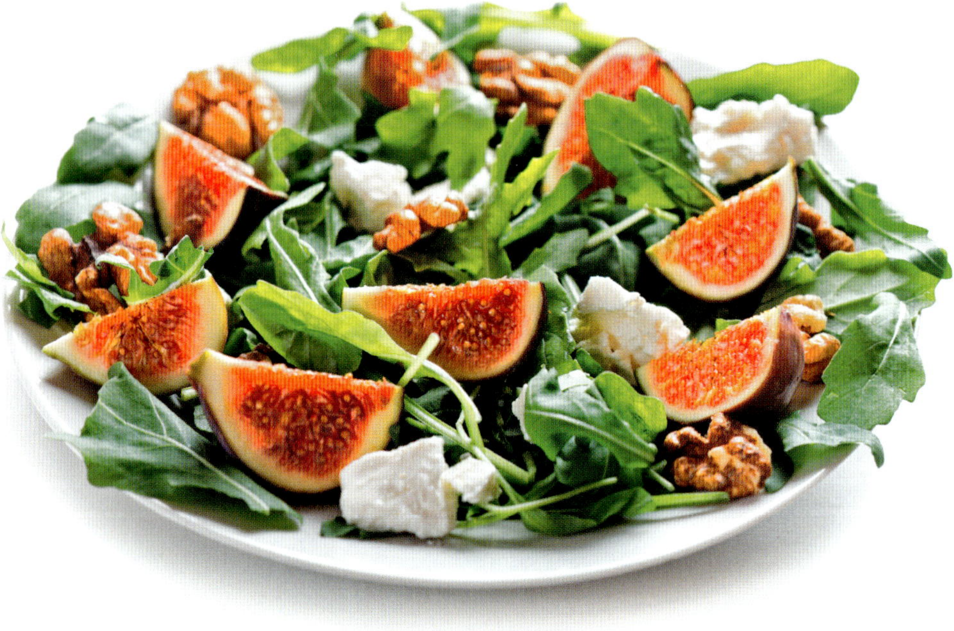

Foto oben

Feigensalat mit Fetakäse

- 2 reife Feigen
- 6 Walnusshälften
- 100 g Rucola
- 2 EL Apfelessig
- Salz, Pfeffer
- 1 EL Olivenöl
- 75 g Fetakäse (griechischer Schafskäse)

Die Feigen behutsam waschen und trocken tupfen. In Spalten schneiden. Die Walnusshälften in einer beschichteten Pfanne ohne Fett rösten und beiseitestellen.
Den Rucola waschen, verlesen und gut trocken schleudern.
Aus Apfelessig, Salz, Pfeffer und Olivenöl eine cremige Marinade rühren.
Den Rucola durch die Marinade ziehen und auf einem Teller anrichten.
Den Fetakäse in Würfel schneiden und zusammen mit den Feigenspalten auf dem Salat verteilen. Mit den Walnusshälften dekoriert servieren.

Halloumi auf Rucola-Orangen-Salat

- 50 g Rucola
- 1 Tomate
- 1 weiße Zwiebel
- 1 Orange
- 1 EL weißer Balsamessig
- Salz, Pfeffer
- 1 EL Olivenöl
- ½ Päckchen (ca. 115 g) Halloumi (Grillkäse aus Zypern)

Den Grill des Backofens vorheizen.
Den Rucola waschen, gut trocken schleudern und in mundgerechte Stücke zupfen. Die Tomate waschen, halbieren, den Stielansatz entfernen, in Spalten schneiden. Die Zwiebel abziehen und in sehr feine Ringe schneiden. Die Orange so schälen, dass keine weiße Haut dranbleibt. Anschließend mit einem scharfen kleinen Messer die Filets aus den Trennhäuten lösen. Dabei über der Salatschüssel arbeiten, um den Saft aufzufangen.
Zum Orangensaft in der Schüssel kommen jetzt Essig, Salz und Pfeffer. Das Olivenöl mit einem Schneebesen einrühren. Die vorbereiteten Salat-Zutaten untermischen.
Den Halloumi in zwei Scheiben schneiden (der Rest kann eingefroren werden oder hält sich in Frischhaltefolie drei Tage im Kühlschrank) und auf einer doppelt gefalteten Alufolie unter den Grill schieben. Auf jeder Seite 2 bis 3 Min. goldgelb grillen. Auf den Salat legen und mit Pfeffer aus der Mühle bestreuen.
Wenn Sie keinen Backofen haben, können Sie den Halloumi auch in einer kleinen, beschichteten Pfanne mit etwas Öl 2 Min. auf jeder Seite anbraten. Er wird dann nur ein wenig härter.

Halloumi ist der einzige Käse, der beim Grillen nicht zerfließt. Er hat eine sehr feste Konsistenz und quietscht fröhlich, wenn man ihn anschneidet. Sein Gehalt an Eiweiß ist mit 26 % beachtlich. Seit Kurzem gibt es Halloumi in den Kühltheken unserer Supermärkte.

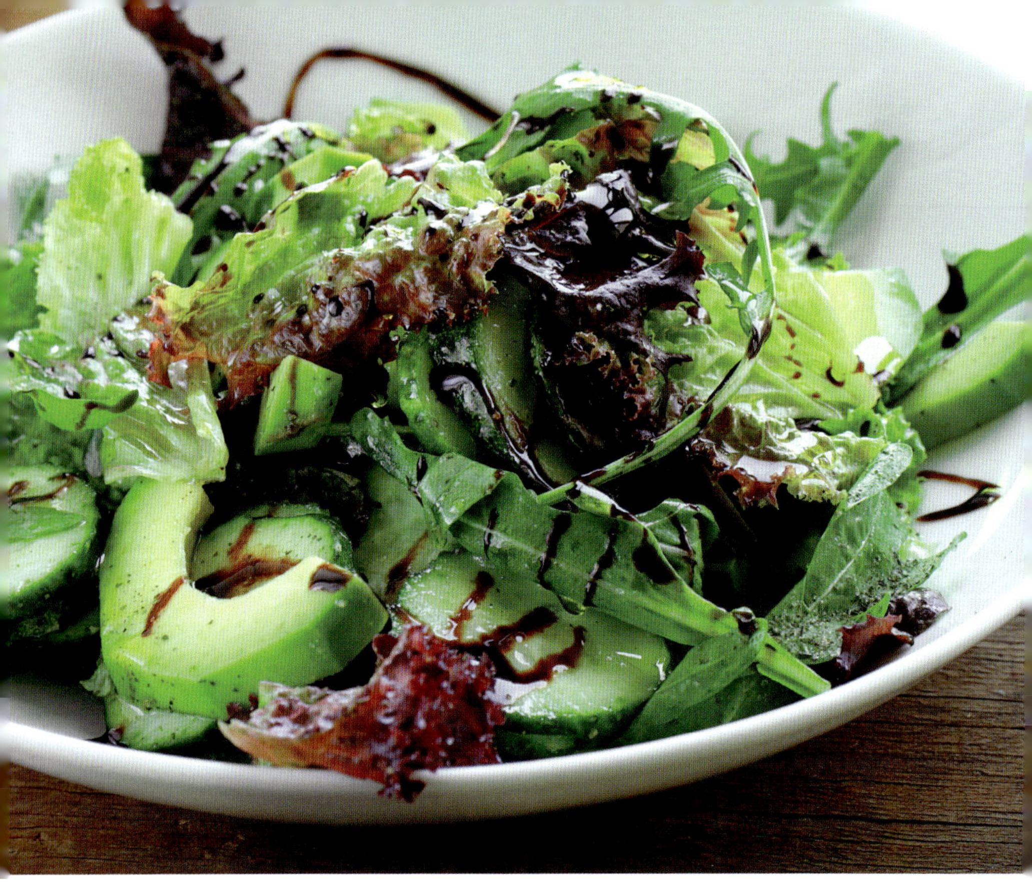

Foto oben

Grüne Salate mit Avocado

- 100 g Salatgurke (ca. 8 bis 10 cm)
- 100 g Rucola
- 100 g Eisbergsalat
- 1 kleine reife Avocado
- 2 EL weißer Balsamessig
- 1 EL Olivenöl
- Salz, Pfeffer
- Balsamcreme nach Belieben

Das Gurkenstück gut waschen, denn die Schale wird mitverwendet, und in Scheiben schneiden.
Rucola und Eisbergsalat waschen, putzen, gut trocken schleudern und in mundgerechte Stücke zupfen.
Die Avocadohälfte mit einem Löffel möglichst im Ganzen aus der Schale heben und quer in Scheiben schneiden.

In einer Schüssel die Blattsalate mit Avocado, Gurke und dem gehackten Ei vermischen.
Aus Essig, Olivenöl, Salz und Pfeffer mit dem Schneebesen eine cremige Marinade anrühren und unter den Salat heben.
Auf einem Teller anrichten und mit Balsamcreme beträufelt servieren.

Kidneybohnen-Salat mit Avocado

- 1 kleine Dose Kidneybohnen (125 g Abtropfgewicht)
- 1/2 reife Avocado
- 1/2 rote Paprikaschote (oder 1 kleiner roter Spitzpaprika)
- 1/2 Zitrone
- Salz, Pfeffer
- 1–2 TL Meerrettich (aus dem Glas)
- 50 g magerer gekochter Schinken
- 1 TL Rapsöl
- 1 EL fein gehackte Petersilie

Die Bohnen kalt abspülen und abtropfen lassen. Aus der halben Avocado das Fruchtfleisch mit einem Löffel herausheben und würfeln. (Die andere Hälfte kann mit dem Kern in Frischhaltfolie bis zu zwei Tagen im Kühlschrank aufbewahrt werden.) Die Paprikaschote waschen, putzen und fein würfeln. Bohnen, Avocado- und Paprikawürfel mischen.
Die Zitrone auspressen. Den Saft mit Salz, Pfeffer und Meerrettich verrühren. Unter den Salat heben und auf einem Teller anrichten.
Den Schinken in Streifen schneiden. Das Öl in einer beschichteten Pfanne erhitzen und den Schinken darin knusprig anbraten. Auf dem Salat anrichten und mit Petersilie bestreut servieren.

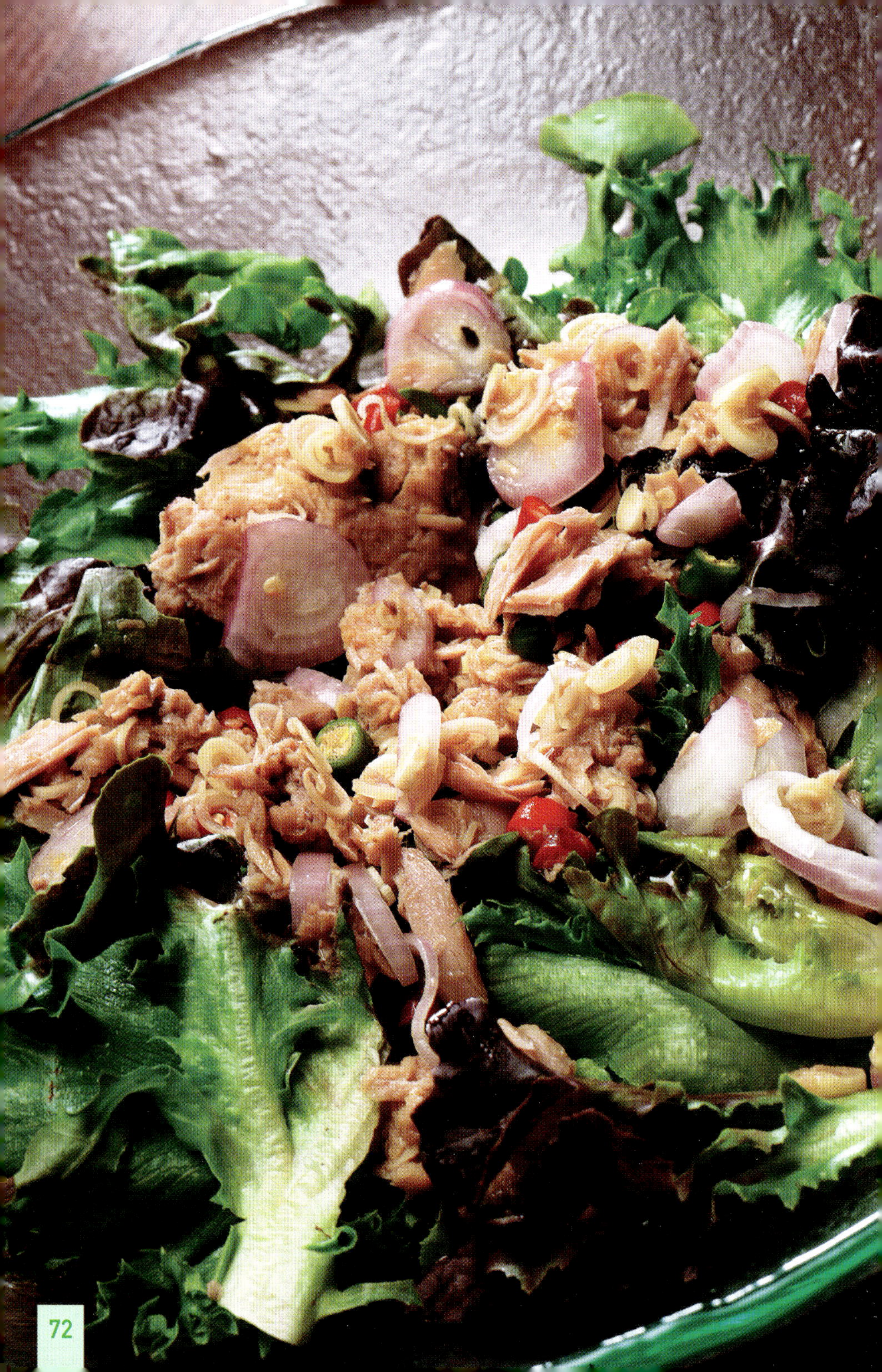

Thunfischsalat

Foto links

- 200 g Salatmix (z. B. Lollo bianco, Eisberg- oder Eichblattsalat)
- 1 rote Zwiebel
- 1 rote Paprikaschote
- 2 EL weißer Essig
- Salz, Pfeffer
- 2 EL Olivenöl
- 1 Dose Thunfisch im eigenen Saft (ca. 140 g Abtropfgewicht)

Den Salat waschen, gut trocken schleudern und in mundgerechte Stücke zerteilen.
Die Zwiebel abziehen und in feine Ringe schneiden. Die Paprikaschote waschen, putzen und würfeln.
Aus Essig, Salz, Pfeffer und Olivenöl mit dem Schneebesen eine cremige Marinade bereiten.
Salat, Zwiebel und Paprikawürfel mit der Marinade vermischen und auf einem Teller anrichten.
Den Thunfisch gut abtropfen lassen, mit einer Gabel zerpflücken und auf dem Salat verteilen.

Radieschen-Apfel-Salat mit Putenbrust

- 1 Bund Radieschen (etwa 200 g geputzt gewogen)
- 1 aromatischer Apfel (z. B. Wellant oder Berlepsch)
- 150 g geräucherte Putenbrust
- 2 EL gehackte Walnusskerne
- 3 EL Apfelessig
- 1 EL Walnussöl
- Salz, Pfeffer aus der Mühle
- 2 EL Schnittlauchröllchen

Die Radieschen waschen, putzen und in Scheiben schneiden. Den Apfel waschen, schälen, vierteln und das Kerngehäuse entfernen. Die Viertel würfeln.
Die Putenbrust in Streifen schneiden. Radieschen, Apfel, Putenbrust und Walnusskerne in einer Schüssel vermischen.
Aus Essig, Öl, Salz und Pfeffer eine cremige Marinade bereiten und über den Salat geben. Mit Schnittlauchröllchen bestreut servieren.

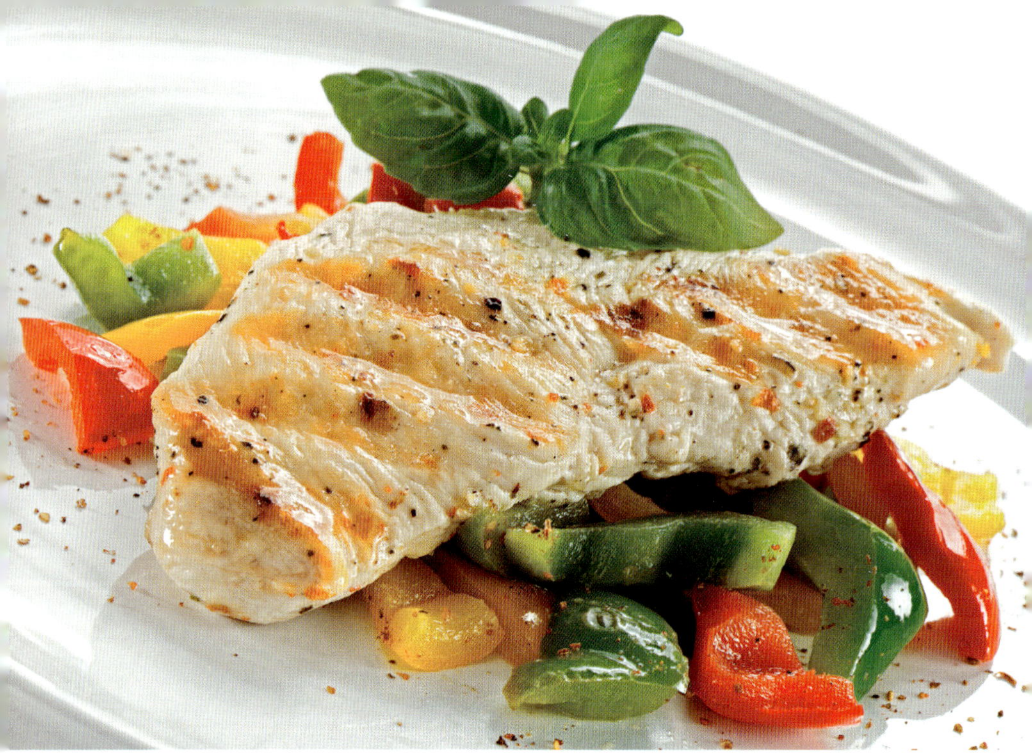

FLEISCH

Foto oben

Putenschnitzel mit Paprikagemüse

- 1 Putenschnitzel (ca. 200 g)
- Salz, Pfeffer
- Je 1 kleine rote, gelbe und grüne Paprikaschote
- 1 TL und 1 EL Sesamöl
- 1 EL geschälte Sesamsaat
- 5 Blätter frisches Basilikum

Das Putenschnitzel behutsam plattieren und mit Salz und Pfeffer würzen. Die Paprikaschoten waschen, putzen und in breite Streifen schneiden. 1 TL Sesamöl in einer beschichteten Pfanne (so groß, dass nachher das Paprikagemüse darin Platz hat) erhitzen und das Putenschnitzel von beiden Seiten goldgelb anbraten. Herausnehmen und in Alufolie gewickelt beiseitestellen.

Den EL Sesamöl in die Pfanne geben und das vorbereitete Paprikagemüse unter Rühren bissfest anbraten. Zum Schluss die Sesamsaat kurz mitbraten. Salzen und mit Pfeffer aus der Mühle bestreuen.
Das Paprikagemüse auf einem Teller anrichten, das Putenschnitzel auspacken, darauflegen und mit Basilikum bestreut servieren.

Hähnchenschnitzel mit Kräuterseitlingen

- 400 g Kräuterseitlinge
- 2–3 Hähnchen-Minutenschnitzel (zusammen ca. 200 g)
- Salz, Pfeffer
- 1 EL Rapsöl
- 15 g Butter
- 25 g Schinkenwürfel (vom Katenschinken)
- 2 EL fein gehackte Petersilie

Die Pilze mit einer weichen Bürste putzen. Die Köpfchen in Scheiben schneiden, die härteren Stiele würfeln.
Die Hähnchenschnitzel behutsam mit der breiten Seite des Küchenmessers platt drücken, salzen und pfeffern.
Das Rapsöl in einer beschichteten Pfanne erhitzen und die Schnitzel von beiden Seiten goldgelb braten. In Alufolie wickeln und beiseitestellen.
Die Butter in einer geräumigen Pfanne erhitzen, Schinkenwürfel und 1 EL Petersilie dazugeben und kurz andünsten. Die Kräuterseitlinge in die Pfanne geben und bei starker Hitze unter Rühren anbraten, bis sie Wasser ziehen. Mit Salz und Pfeffer abschmecken. Hähnchenschnitzel und Pilze anrichten und mit der restlichen Petersilie bestreut servieren.

Die feinen Kräuterseitlinge sind der Liebling aller Feinschmecker, denn sie erinnern geschmacklich an den »König der Pilze«, den Steinpilz. Sie sind jedoch deutlich preiswerter und – weil sie gezüchtet werden – auch das ganze Jahr über zu haben. Wenn im Herbst Steinpilz-Saison ist, können Sie sich ruhig auch mal Steinpilze gönnen. Da diese im Wald gesammelt werden, müssen sie vor der Zubereitung sorgfältig mit einer weichen Bürste gereinigt werden.

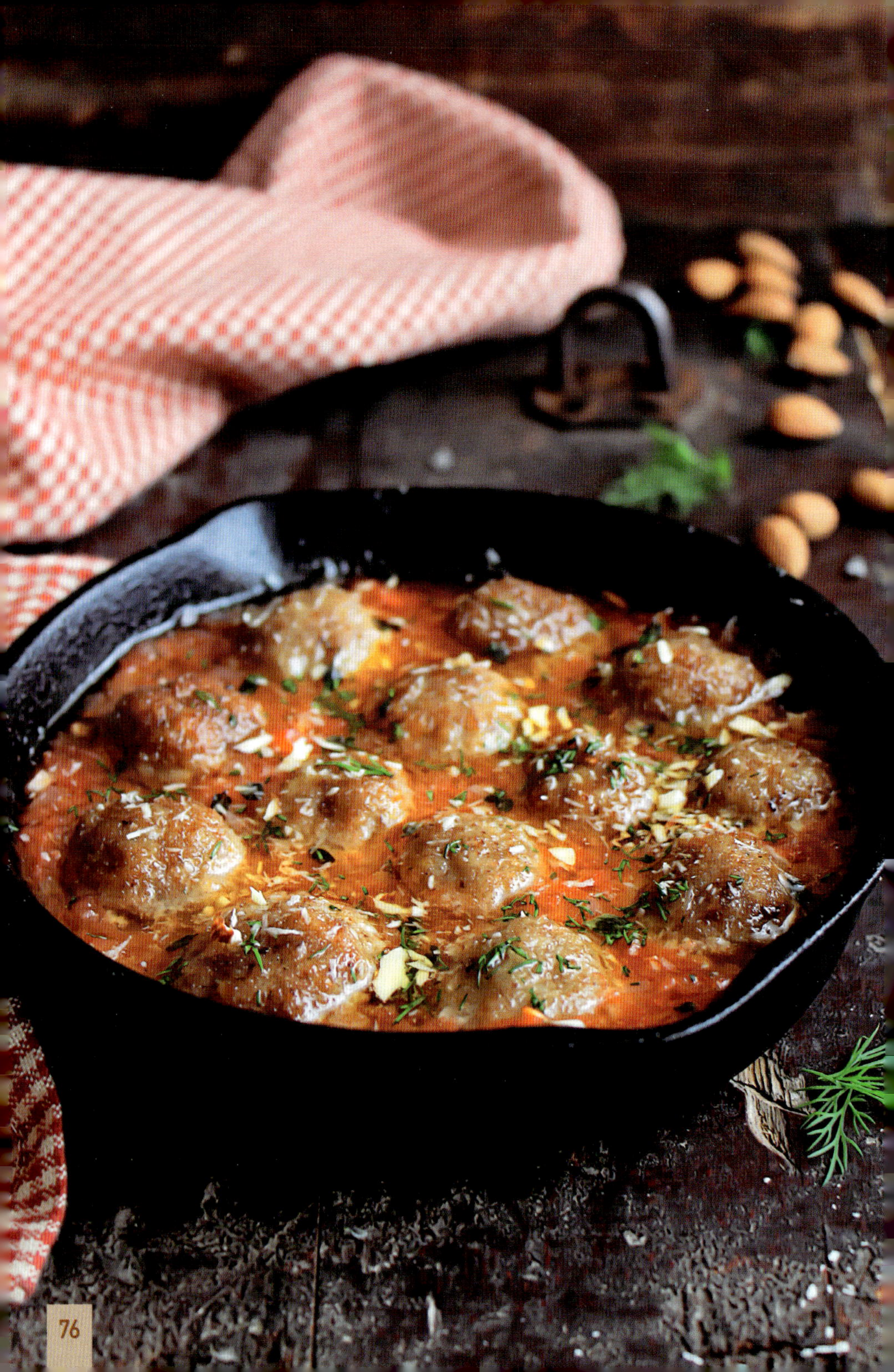

Foto links

Mini-Frikadellen in Tomatensauce

- 1 kleine Zwiebel
- 1–2 Knoblauchzehen
- 2 getrocknete Tomaten
- 150 g mageres Rinderhack – am besten Tatar
- je 1 TL getrockneter Majoran und Oregano
- Salz, Pfeffer
- 1 EL Sesampaste oder Mandelmus
- 1 Ei
- 1 EL Olivenöl
- 1 Packung passierte Tomaten (250 ml)
- Balsamessig zum Abschmecken
- 1 EL gehackte Kräuter, z. B. Dill, zum Bestreuen

Zwiebel und Knoblauchzehen abziehen. Die Zwiebel sehr fein hacken, die Knoblauchzehen durch eine Knoblauchpresse drücken. Die getrockneten Tomaten in kleine Würfel schneiden.
Zwiebel, Knoblauch und Tomaten mit Tatar, Majoran und Oregano, Salz, Pfeffer, Sesampaste und Ei zu einem geschmeidigen Teig verkneten. Mit befeuchteten Händen 10 etwa walnussgroße Bällchen formen.
Das Olivenöl in einer tiefen, beschichteten Pfanne erhitzen und die Bällchen rundherum bei mäßiger Hitze in 5 bis 6 Min. goldbraun anbraten. Mit einem Schaumlöffel herausnehmen und beiseitestellen.
Die passierten Tomaten in das Bratfett gießen und aufkochen lassen. Mit Salz, Pfeffer und Balsamessig abschmecken. Die Fleischbällchen in die Tomatensauce geben und 2 Min. bei schwacher Hitze ziehen lassen. Mit Dill oder anderen Kräutern bestreut servieren.

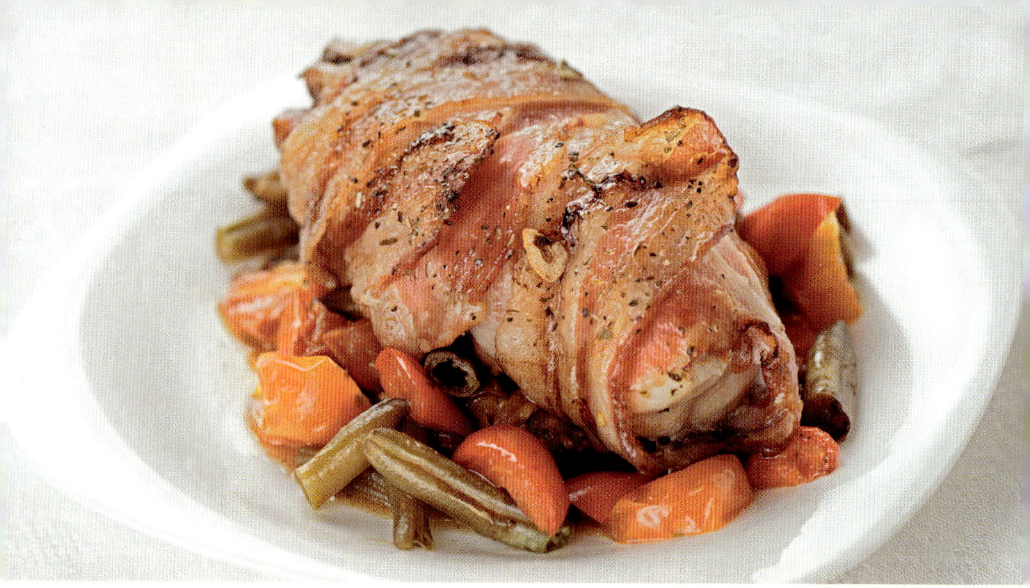

Foto oben

Hähnchenbrust mit Bohnen und Speck

- 100 g grüne Bohnen oder Kenia-Bohnen
- Salz
- 75 g Cocktailtomaten
- 5 schwarze, entsteinte Oliven
- 1–2 Knoblauchzehen
- 1 TL Rosmarinnadeln
- 1 EL fein geriebener Parmesan
- Pfeffer
- 1 TL Olivenöl
- 1 Hähnchenbrustfilet (ca. 180 g)
- 2 Scheiben Frühstücksspeck
- 1 EL Rapsöl
- 50 ml Gemüsebrühe (Instant)
- Außerdem: 2 Zahnstocher

Die Bohnen putzen und in Salzwasser 15 Min. bissfest garen (Kenia-Bohnen brauchen etwas weniger lang). Die Tomaten waschen und vierteln. Die Oliven in Ringe schneiden.
Den Backofen auf 180° vorheizen.
Die Knoblauchzehen abziehen und durch eine Knoblauchpresse drücken. Den Rosmarin fein hacken. Knoblauch, Rosmarin, Parmesan, Salz, Pfeffer und Olivenöl zu einer Paste kneten.
In das Hähnchenbrustfilet mit einem scharfen Messer eine Tasche schneiden und die Paste einfüllen.
Die Speckscheiben nebeneinander auslegen und das Fleisch schräg darin einwickeln, sodass die gesamte Oberfläche bedeckt ist. Mit den beiden Zahnstochern fixieren.

Das Rapsöl in einer ofenfesten Pfanne erhitzen, die Hähnchenbrust von allen Seiten scharf anbraten, herausnehmen und beiseitestellen. Bohnen, Tomaten und Oliven in die Pfanne geben und etwa 2 Min. andünsten.
Mit der Brühe ablöschen und mit Salz und Pfeffer abschmecken. Die Hähnchenbrust auf das Gemüse legen und im vorgeheizten Backofen 25 Min. fertig garen. Dabei ab und zu kontrollieren und eventuell etwas Flüssigkeit nachgießen. Auf einem Teller anrichten.

Schweineschnitzel mit Sellerie und Nüssen

- 1/2 Staude Staudensellerie (ca. 250 g geputzt gewogen)
- 100 ml Gemüsebrühe (Instant)
- 3 Schweine-Minutenschnitzel (zusammen ca. 200 g)
- Salz, Pfeffer
- 2 EL gehackte Walnusskerne
- 1 EL Rapsöl
- 1 EL saure Sahne

Den Staudensellerie in Stängel teilen, gründlich waschen und putzen. Wenn nötig, die dickeren Stängel dünn abschälen, dann in etwa 1 cm breite Ringe schneiden. Die zarten grünen Blätter fein hacken und beiseitelegen.
Die Gemüsebrühe erhitzen und den Sellerie darin zugedeckt bei milder Hitze 8 bis 10 Min. köcheln lassen, bis er weich ist.
Die Schweinesteaks trocken tupfen, salzen und pfeffern.
Die gehackten Walnusskerne in einer beschichteten Pfanne ohne zusätzliches Fett rösten. Herausnehmen und beiseitestellen.
Das Rapsöl in der Pfanne erhitzen und die Steaks von jeder Seite 2 Min. goldbraun anbraten. Mit ein wenig Wasser ablöschen und den Bratensaft einkochen lassen.
Das Selleriegemüse mit Salz und Pfeffer abschmecken und das Selleriegrün unterrühren. Auf einem Teller anrichten, die saure Sahne obendraufgeben, die Steaks danebenlegen und mit den gerösteten Walnusskernen bestreuen.

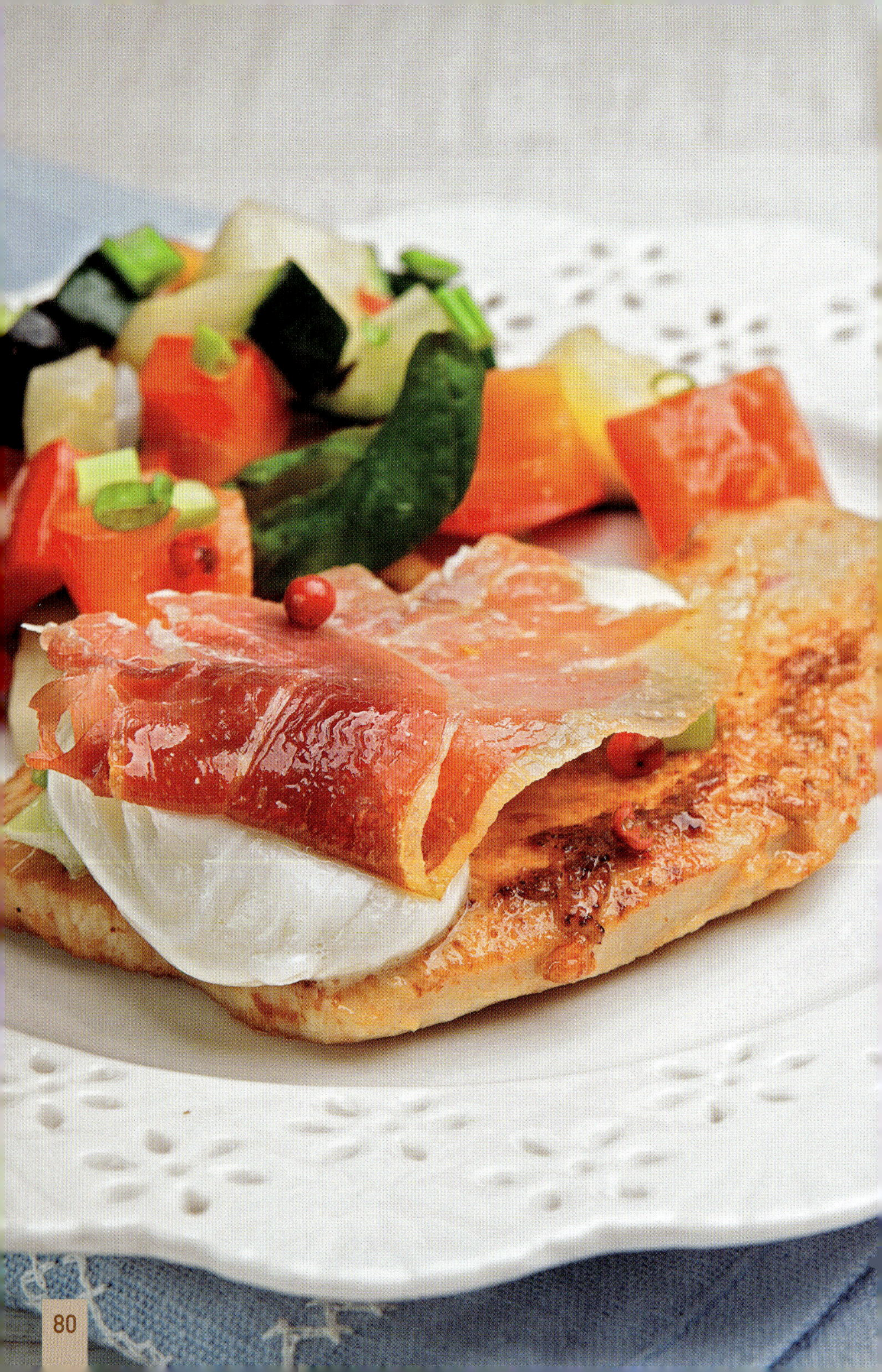

Foto links

Putenschnitzel mit Serranoschinken

- 1 Putenschnitzel (etwa 150 g)
- Salz, Pfeffer
- 1 roter Spitzpaprika
- 1 kleiner Zucchino
- 1 Bund Frühlingszwiebeln
- 1 TL und 1 EL Rapsöl
- 1 Scheibe Serranoschinken
- 2 EL Apfelessig
- 2 dünne Scheiben Mozzarella

Das Putenschnitzel mit dem Handballen vorsichtig flach drücken, sodass es überall gleich dick ist. Anschließend salzen und pfeffern.
Die Paprikaschote waschen, putzen und in Quadrate schneiden. Den Zucchino waschen, putzen und würfeln. Die Frühlingszwiebeln abziehen und in feine Ringe schneiden.
1 TL Rapsöl in einer beschichteten Pfanne erhitzen und die Schinkenscheibe knusprig braten. Herausnehmen und beiseitestellen.
Das Putenschnitzel im selben Fett von beiden Seiten goldgelb anbraten und in Alufolie gewickelt ebenfalls beiseitestellen.
1 EL Rapsöl dazugießen und das vorbereitete Gemüse unter ständigem Rühren etwa 3 Min. braten, bis es Farbe angenommen hat. Mit dem Essig ablöschen.
Das Putenschnitzel auspacken, auf einen Teller geben, die Mozzarellascheiben und den Schinken darauflegen. Das Gemüse daneben anrichten und dekoriert servieren.

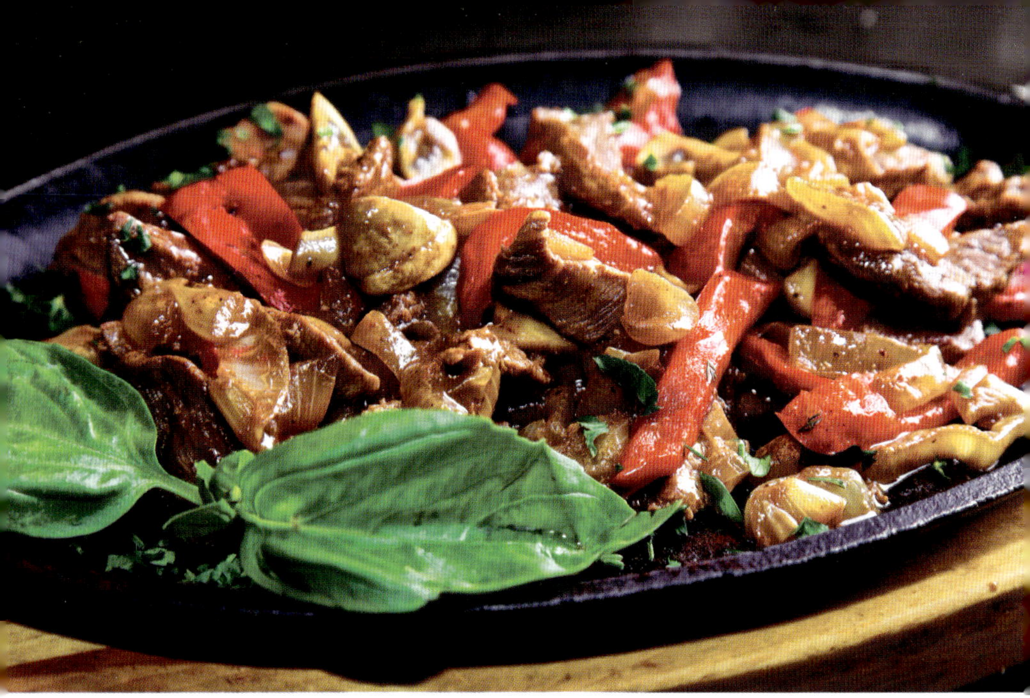

Foto oben

Geschnetzeltes mit Champignons und Gemüse

- 200 g Rinderfilet (alternativ Schweinefilet oder Hähnchenbrustfilet)
- 1 Schalotte
- 1 rote Paprikaschote
- 100 g Champignons
- 1 kleine Lauchstange
- 2 EL Olivenöl
- Salz, Pfeffer
- 10 Blätter frisches Basilikum in Streifen

Das Fleisch in 2 cm breite Streifen schneiden. Die Schalotte abziehen und fein würfeln. Die Paprikaschote waschen, putzen und längs in Streifen schneiden. Die Champignons mit einer weichen Bürste putzen und eventuell die Füßchen abschneiden. Größere Pilze vierteln oder achteln, kleinere halbieren. Die Lauchstange putzen, längs aufschlitzen und gründlich waschen. In Ringe schneiden.
Das Olivenöl in einer großen, beschichteten Pfanne oder in einem Wok erhitzen und zuerst die Schalottenwürfel mit dem Geschnetzelten

scharf anbraten, bis das Fleisch Farbe angenommen hat. Dann mit einem Schaumlöffel herausnehmen und beiseitestellen.
Paprika und Lauch in das Bratfett geben und unter Rühren 3 Min. anbraten. Die Champignons dazugeben und eine weitere Minute unter Rühren braten. Mit Salz und Pfeffer abschmecken.
Das Fleisch wieder dazugeben, alles gut vermischen und bei reduzierter Hitze noch 3 bis 4 Min. durchziehen lassen. Mit Basilikum bestreut servieren.

Hähnchenbrust mit Mango und Erdnussbutter

- 1 Knoblauchzehe
- 1 TL frisch gehackter Ingwer
- 1 EL helle Sojasauce
- 1 Hähnchenbrustfilet (etwa 150 g)
- 1 gelbe Paprikaschote
- 1/2 reife Mango
- 1 EL Rapsöl
- 1 EL Erdnussbutter
- Salz, Pfeffer

Die Knoblauchzehe abziehen und durch eine Knoblauchpresse drücken. Mit Ingwer und Sojasauce verrühren. Das Hähnchenbrustfilet in dünne Streifen schneiden, mit der Ingwer-Soja-Paste vermischen und zugedeckt 20 Min. marinieren.
In der Zwischenzeit die Paprikaschote waschen, putzen und in Würfel schneiden. Die Mangohälfte schälen, das Fruchtfleisch in Spalten vom Kern lösen und würfeln.
Das Öl in einer Pfanne erhitzen und die Hähnchenstreifen darin scharf anbraten. Die Paprikawürfel dazugeben und bei milder Hitze bissfest garen. Mit 50 ml Wasser ablöschen und die Erdnussbutter einrühren. Wenn nötig noch etwas Wasser hinzufügen.
Mit Salz und Pfeffer abschmecken, die Mangowürfel unterrühren und nur kurz in der Pfanne erwärmen.

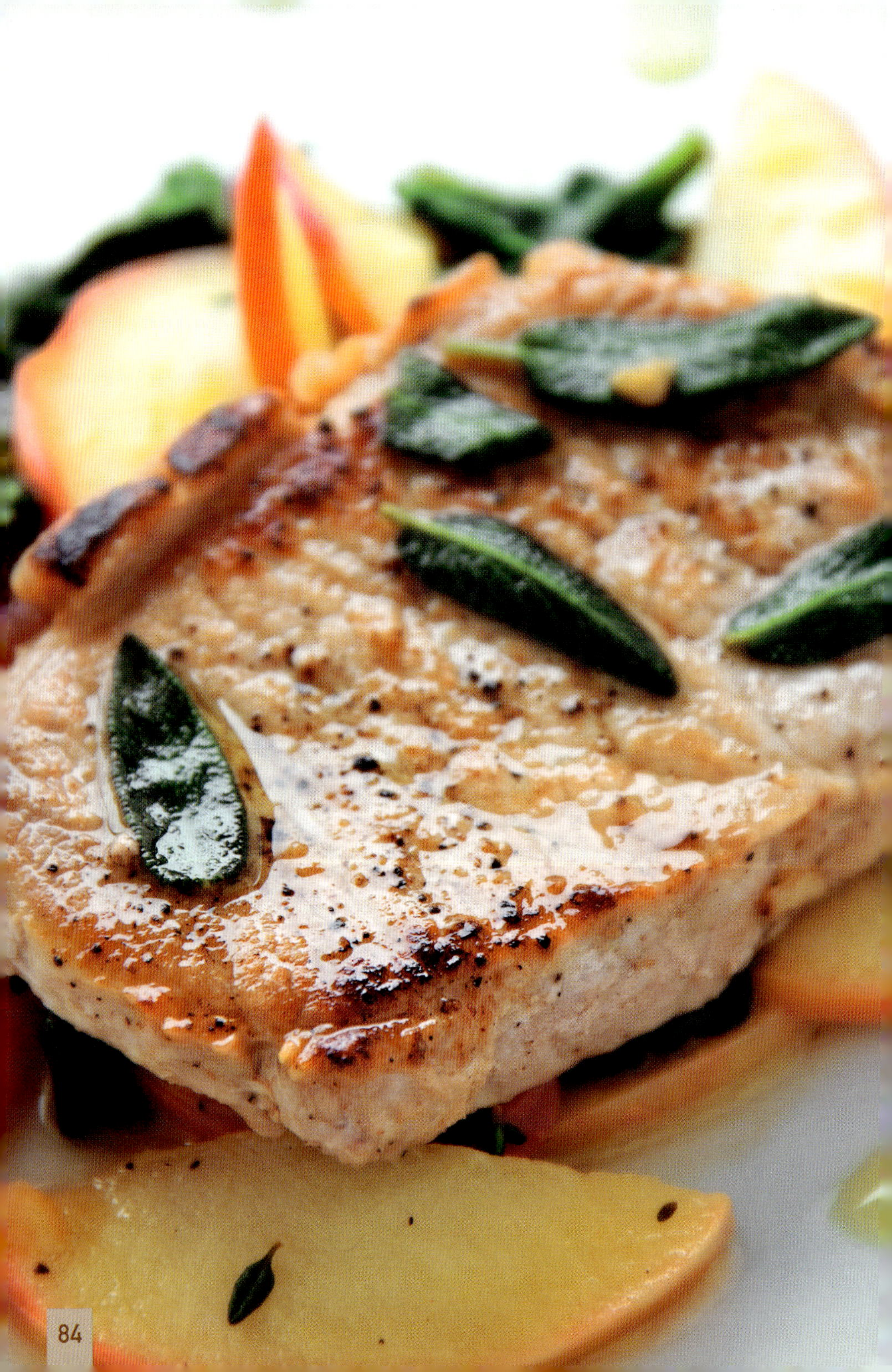

Foto links

Schweineschnitzel auf Apfelspalten mit Salbei

- 1 Schweineschnitzel oder 2–3 Minutensteaks (ca. 180 g)
- Salz, Pfeffer
- 1 aromatischer Apfel (z. B. Gravensteiner)
- 1 EL Rapsöl
- 10 Salbeiblätter
- 1 EL Butter

Das Schweinefleisch trocken tupfen, salzen und pfeffern. Den Apfel heiß waschen und ohne das Kerngehäuse in schmale Spalten schneiden. Das Rapsöl in einer beschichteten Pfanne erhitzen und die Salbeiblätter knusprig braten. Herausnehmen und beiseitestellen. Das Schnitzel in die Pfanne geben und von beiden Seiten 2 bis 3 Min. anbraten. Mit etwas Wasser ablöschen und den Bratensaft kurz einkochen lassen. Auf einem vorgewärmten Teller warm stellen und mit dem Bratensaft begießen. Die Butter in einer beschichteten Pfanne schmelzen und die Apfelspalten bei milder Hitze etwas Farbe annehmen lassen. Zum Schnitzel anrichten und mit den Salbeiblättern bestreut servieren.

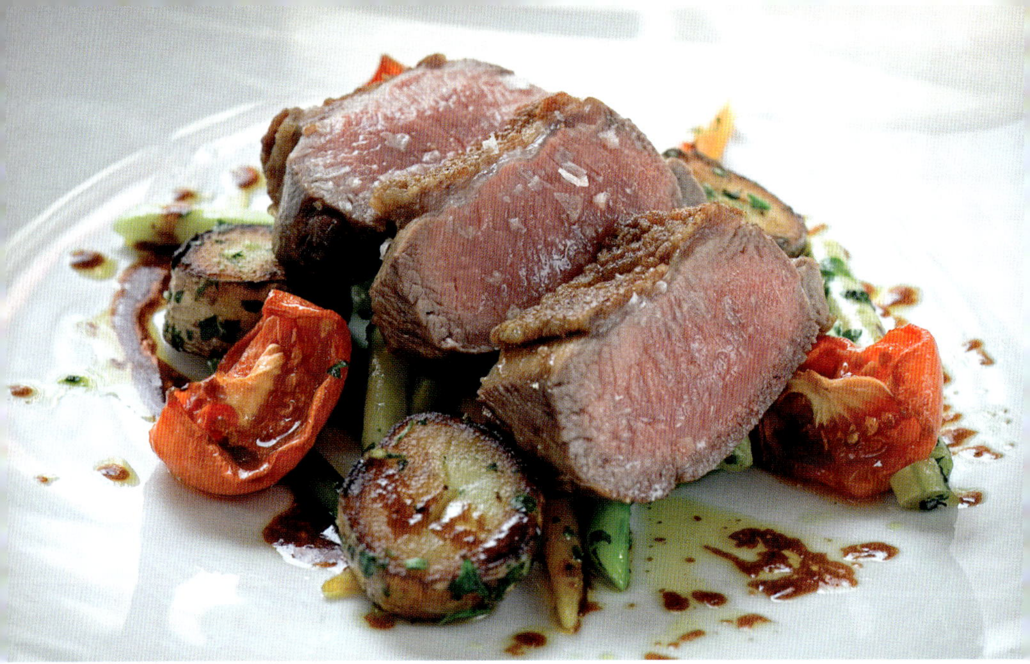

Foto oben

Lammlachs mit geschmortem Gemüse

- 150 g grüne Bohnen
- Salz
- 1 Fleischtomate
- 1 kleiner Zucchino
- 1 Lammlachs (ca. 200 g)
- Pfeffer
- 2 EL Olivenöl
- 1 EL gehackte Petersilie

Die grünen Bohnen putzen, waschen, in etwa 3 cm lange Stücke schneiden und in Salzwasser 10 Min. bissfest kochen. Alternativ über Dampf garen. Durch ein Sieb abgießen, sofort eiskalt abschrecken und gut abtropfen lassen.
Den Backofen auf 120° vorheizen.
In der Zwischenzeit die Tomate waschen, halbieren, die Stielansätze entfernen, in Spalten schneiden. Den Zucchino waschen, putzen und in dicke Scheiben schneiden.
Den Lammlachs rundherum salzen und pfeffern. 1 EL Olivenöl in einer beschichteten Pfanne erhitzen und das Fleisch von beiden Seiten kräftig anbraten. Herausnehmen, in Alufolie wickeln und im vorgeheizten Backofen 10 Min. ruhen lassen.

Das restliche Olivenöl in die Pfanne geben und die Zucchinischeiben unter Rühren anbraten, bis sie Farbe angenommen haben. Tomaten und Bohnen dazugeben und 3 bis 4 Min. schmoren lassen.
Das Gemüse auf einem Teller anrichten. Den Lammlachs auspacken, aufschneiden (er soll innen noch ein wenig rosa sein), auf dem Gemüse anrichten und mit Petersilie bestreut servieren.

Ein Lammlachs ist ein besonders edles Stück vom Lamm, das sich gut zum Kurzbraten eignet. Er ist ein ausgelöstes Teil des Lammrückens, hat keine Sehnen und ist fettarm.
Lachs heißt das Stück wohl wegen der dem Fisch ähnlichen Farbe.

Curryschnitzel mit Sprossengemüse

- 1 Schweineschnitzel (ca. 180 g)
- Salz, Pfeffer
- 100 g Mungobohnensprossen
- 1 kleine Fenchelknolle
- 1 EL Rapsöl
- 1 TL Thai- oder Madras-Curry-Pulver
- 1 EL Sesampaste oder Mandelmus
- Sambal Oelek nach Geschmack

Das Schnitzel trocken tupfen, salzen und pfeffern. Die Sprossen grob hacken. Den Fenchel waschen und in Blätter teilen. Die dicken Blätter eventuell dünn abschälen und die unteren Enden abschneiden. Blätter längs in Streifen schneiden. Das zarte Fenchelgrün hacken und beiseitestellen.
Das Öl in einer beschichteten Pfanne erhitzen und das Schnitzel darin von beiden Seiten kräftig anbraten. Herausnehmen und in Alufolie gewickelt beiseitestellen.
Die Fenchelstreifen in das Bratfett geben und unter Rühren anbraten, bis sie etwas Farbe angenommen haben. Mit Currypulver bestäuben, kurz durchrösten und mit etwas Wasser ablöschen. Auf kleiner Flamme köcheln lassen, bis der Fenchel bissfest ist. Die Sprossen dazugeben und heiß werden lassen. Sesampaste oder Mandelmus einrühren und – wenn Sie gerne scharf essen – mit Sambal Oelek würzen.

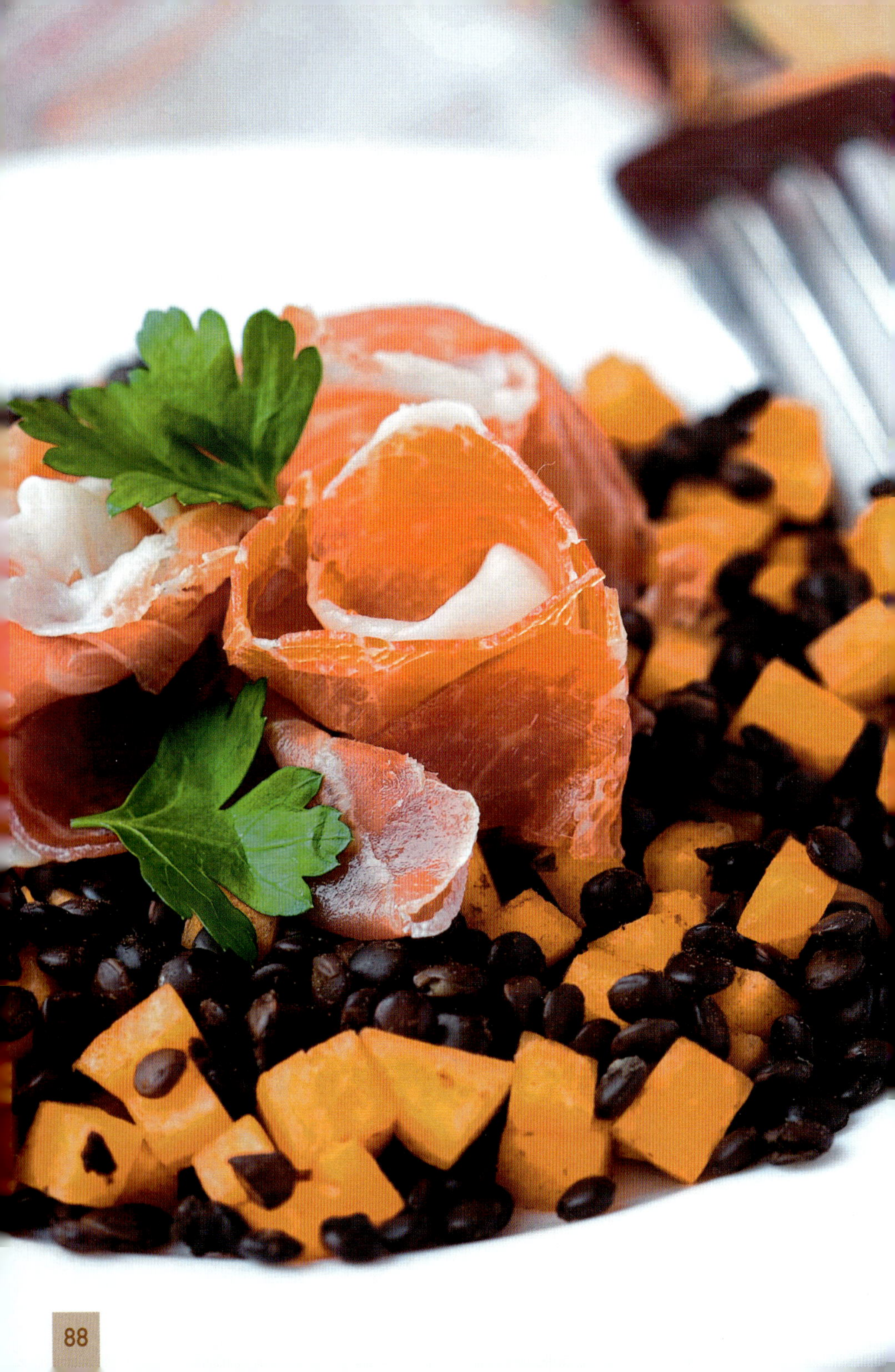

Foto links

Schwarze Linsen mit Kürbisgemüse und Parmaschinken

- 75 g schwarze Linsen (Belugalinsen)
- 150 g Hokkaido-Kürbis (geputzt gewogen)
- 1 EL Rapsöl
- 2 EL weißer Balsamessig
- Salz, Pfeffer
- 3 Scheiben Parmaschinken, dünn geschnitten
- 1 Stängel Petersilie

Die Linsen in 150 ml Wasser aufkochen lassen und zugedeckt auf kleinster Flamme etwa 20 Min. quellen lassen, bis alle Flüssigkeit aufgesogen ist.
Den Kürbis mit der Schale in Würfel schneiden. Das Öl in einer beschichteten Pfanne erhitzen und die Kürbiswürfel unter Rühren bei milder Hitze anbraten, bis sie weich sind. Die Linsen unterrühren. Mit Essig, Salz und Pfeffer abschmecken.
Auf einem tiefen Teller anrichten, den Parmaschinken zu Röllchen drehen und daraufsetzen. Die Petersilienblätter vom Stängel zupfen und das Gericht damit bestreuen.

Vegetarier können den Schinken z. B. durch Käseröllchen ersetzen.

Tipp Sehr gut zu Hülsenfrüchten schmeckt das nussige österreichische Kürbiskernöl. Es wird sparsam verwendet und am Schluss über das Gericht geträufelt.

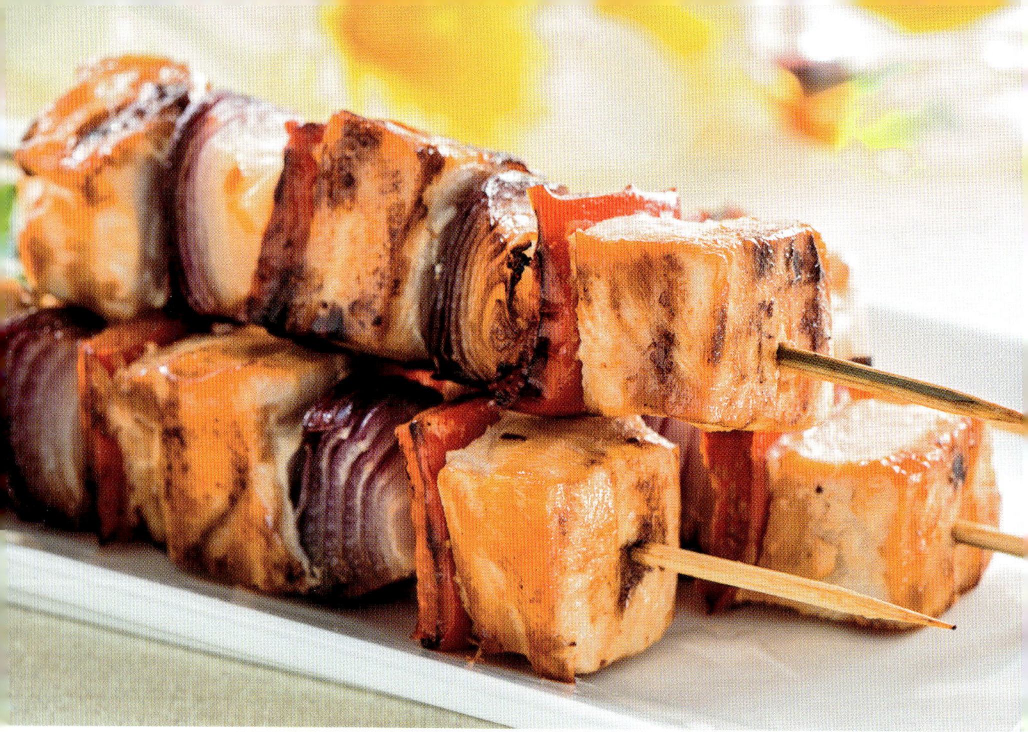

Foto oben

Putenspieße mit Zwiebel und Paprika

- 200 g Putenbrust (ersatzweise Hähnchenbrust)
- Salz, Pfeffer
- 2 kleine rote Zwiebeln
- 1 rote Paprikaschote
- 1 EL Olivenöl
- Zitronensaft nach Belieben
- Außerdem: 2 Holzspieße

Den Backofen auf 200° vorheizen.
Das Fleisch trocken tupfen, salzen und pfeffern und in etwa 2 cm große Würfel schneiden.
Die Zwiebeln abziehen und in dicke Scheiben oder Stücke schneiden. Die Paprikaschote waschen, putzen und in Quadrate schneiden.
Die Holzspieße dünn mit Öl bepinseln (dann löst sich nachher das Fleisch leichter) und Fleisch, Zwiebeln und Paprika abwechselnd daraufstecken.
Auf dem Grillrost im vorgeheizten Backofen 30 bis 35 Min. braten, bis das Fleisch schön goldgelb ist. Dabei öfter wenden.
Nach Belieben vor dem Servieren mit Zitronensaft beträufeln.

LECKER DAZU: EINE EINFACHE TOMATENSAUCE

- 2 Knoblauchzehen
- 2 EL Tomatenmark
- 1 Msp. Chilischoten oder Cayennepfeffer
- 2 EL Zitronensaft
- 1 EL Balsamcreme
- 1 EL Olivenöl

Die Knoblauchzehen abziehen und durch eine Knoblauchpresse drücken. Mit Tomatenmark, Chili, Zitronensaft, Honig und Olivenöl verrühren.

Überbackenes Filetsteak mit Blattspinat

- 500 g frischer Spinat (ersatzweise 200 g TK-Blattspinat)
- 1 weiße Zwiebel
- 1–2 Knoblauchzehen
- 2 EL Rapsöl
- Salz, Pfeffer
- etwas Muskatnuss, wenn möglich frisch gerieben
- 1 Rinderfiletsteak (ca. 150 g)
- 1 Scheibe mittelalter Gouda

Tiefgekühlten Spinat auftauen lassen.
Den Backofen auf 200° vorheizen. Frischen Spinat waschen, verlesen und grob hacken. Die Zwiebel und Knoblauchzehen abziehen. Zwiebel fein hacken, Knoblauchzehen durch eine Knoblauchpresse drücken.
1 EL Rapsöl erhitzen und Zwiebel und Knoblauch darin glasig dünsten. Den Spinat tropfnass dazugeben. Zugedeckt dünsten, bis er zusammengefallen ist. Kräftig mit Salz, Pfeffer und Muskatnuss würzen.
Den zweiten EL Rapsöl in einer beschichteten Pfanne erhitzen und das Steak von beiden Seiten anbraten. Je 2 Min. pro Seite, wenn Sie es medium möchten, 3 Min., wenn es durch sein soll.
Das Fleisch in eine kleine feuerfeste Form legen und mit dem Spinat bedecken. Den Käse obendraufllegen und das Ganze im vorgeheizten Backofen in etwa 8 Min. goldgelb überbacken.

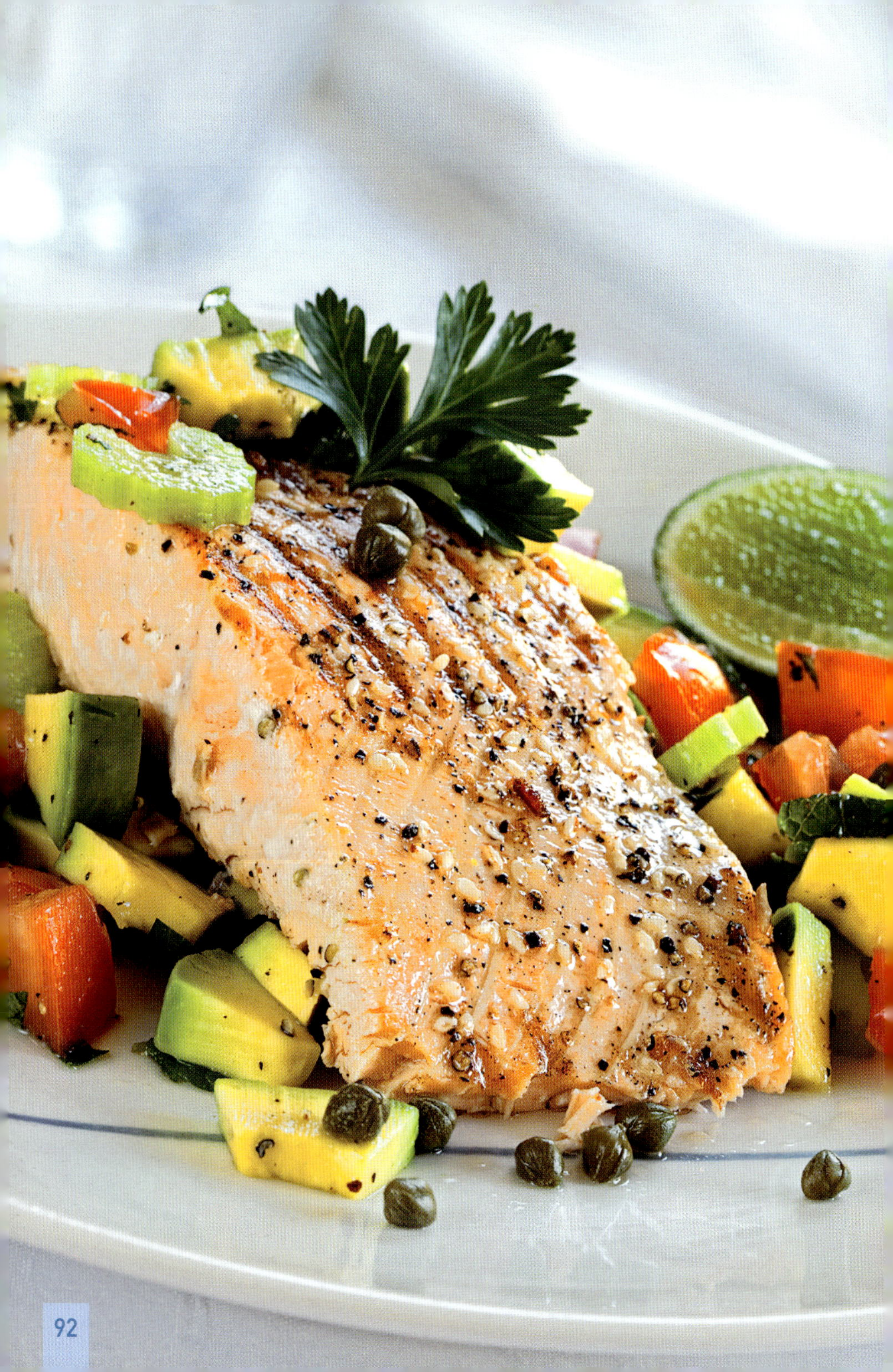

FISCH

Foto links

Seelachs mit pikanter Avocado

- 1 Seelachsfilet (ca. 200 g)
- Saft einer 1/2 Limette
- 1/2 Avocado
- 1 Tomate
- 2 EL Apfelessig
- Salz, Pfeffer
- 1 TL Rapsöl
- 1 TL grüne Kapern

Das Seelachsfilet mit 1 TL Limettensaft beträufeln und zugedeckt ziehen lassen.
In der Zwischenzeit das Fruchtfleisch der Avocado mit einem Esslöffel aus der Schale heben, würfeln und gleich mit dem restlichen Limettensaft beträufeln, damit sich die Avocado nicht braun färbt.
Die Tomate heiß überbrühen, häuten, halbieren, Stielansätze und Kerne entfernen und das Fruchtfleisch würfeln.
Den Apfelessig mit Salz und Pfeffer verrühren und mit den Avocado- und Tomatenwürfeln vermischen.
Das Seelachsfilet trocken tupfen und mit Salz und Pfeffer würzen.
Das Rapsöl in einer beschichteten Pfanne erhitzen und das Fischfilet von beiden Seiten bei milder Hitze anbraten.
Den Avocadosalat auf einem Teller anrichten, das Fischfilet darauflegen und mit den Kapern bestreut servieren.

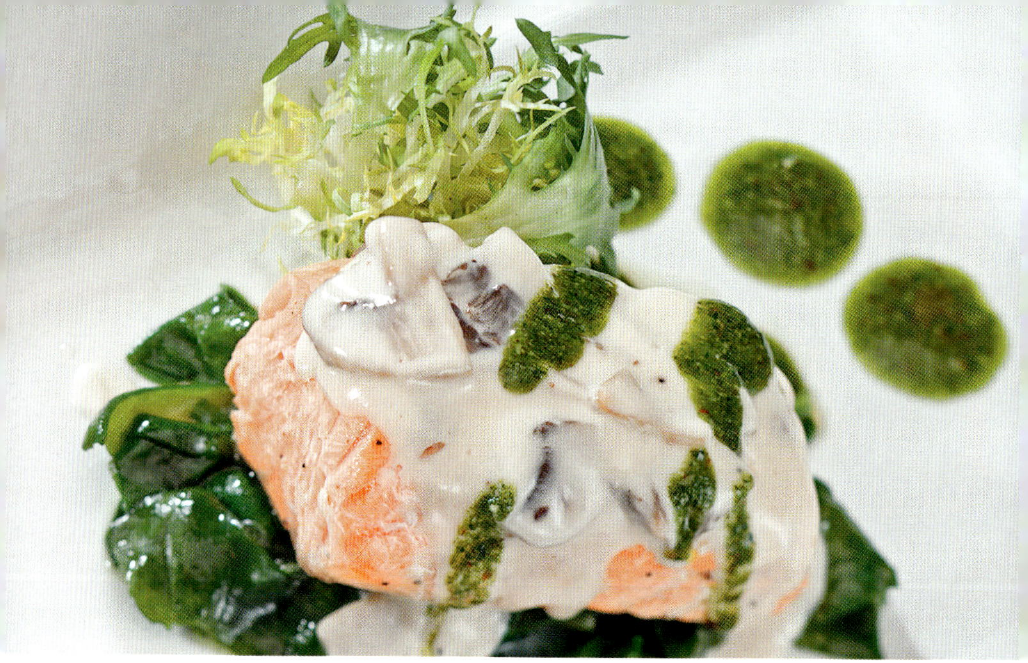

Foto oben

Lachsfilet auf Portulak mit Pesto

- 1 Lachsfilet ohne Haut (ca. 180 g)
- Salz
- 1 Zitronenscheibe
- 3 Pfefferkörner, 3 Wacholderbeeren
- 75 g Portulak (ersatzweise junger Spinat)
- 1 EL Butter
- Pfeffer
- 2 EL Crème fraîche
- 1 EL grünes Pesto (aus dem Glas)
- 1 Büschel Friséesalat

In einem Topf Salzwasser mit der Zitronenscheibe, den Pfefferkörnern und den zerdrückten Wacholderbeeren zum Kochen bringen. Das Lachsfilet hineingeben und auf kleiner Hitze 5 Min. garziehen lassen.
In der Zwischenzeit den Portulak waschen, verlesen und mit heißem Wasser übergießen.
Die Butter in einer beschichteten Pfanne schmelzen und den gut abgetropften Portulak darin schwenken. Mit Salz und Pfeffer abschmecken. Auf einem Teller anrichten, das Lachsfilet darauflegen, die Crème fraîche darüberlöffeln und mit Pesto beträufeln. Mit dem Friséesalat dekoriert servieren.

Portulak war schon zu Unkraut verkommen, wird aber wieder beliebter. Er hat einen erfrischenden, säuerlich-salzigen und leicht nussigen Geschmack und enthält reichlich Vitamin C und Magnesium.

Gebratener Lachs auf Paprikalauch

- 1 Lachssteak (ca. 200 g)
- 2 TL Zitronensaft
- 1 Schalotte
- 1 Stange Lauch
- 2 grüne Spitzpaprika
- Salz, Pfeffer
- 1 EL Olivenöl
- 2 EL saure Sahne
- 1 TL eingelegter grüner Pfeffer

Das Lachssteak mit 1 TL Zitronensaft beträufeln und zugedeckt ziehen lassen.
Die Schalotte abziehen und in feine Ringe schneiden. Den Lauch putzen, gründlich waschen und in Ringe schneiden. Die Paprikaschoten waschen, putzen und in kleine Würfel schneiden.
Das Lachssteak trocken tupfen, salzen und pfeffern. Das Olivenöl in einer beschichteten Pfanne erhitzen und den Lachs von beiden Seiten bei milder Hitze anbraten. Herausnehmen, in Alufolie wickeln und beiseitestellen.
Die Schalottenringe im Bratöl glasig dünsten. Paprikawürfel und Lauchringe etwa 5 Min. unter Rühren anbraten. Die Pfanne von der Herdplatte nehmen, die saure Sahne einrühren und mit Salz, Pfeffer und dem zweiten TL Zitronensaft abschmecken.
Das Gemüse auf einem Teller anrichten, das Lachssteak auspacken und darauflegen und mit den Pfefferkörnern bestreut servieren.

Die schmalen spitzen Paprikaschoten schmecken etwas pikanter und pfeffriger als ihre pummeligen runden Verwandten. Meistens werden sie in gelblich bis hellgrün angeboten. Bei den roten Sorten kommt ein leicht süßliches Aroma dazu.

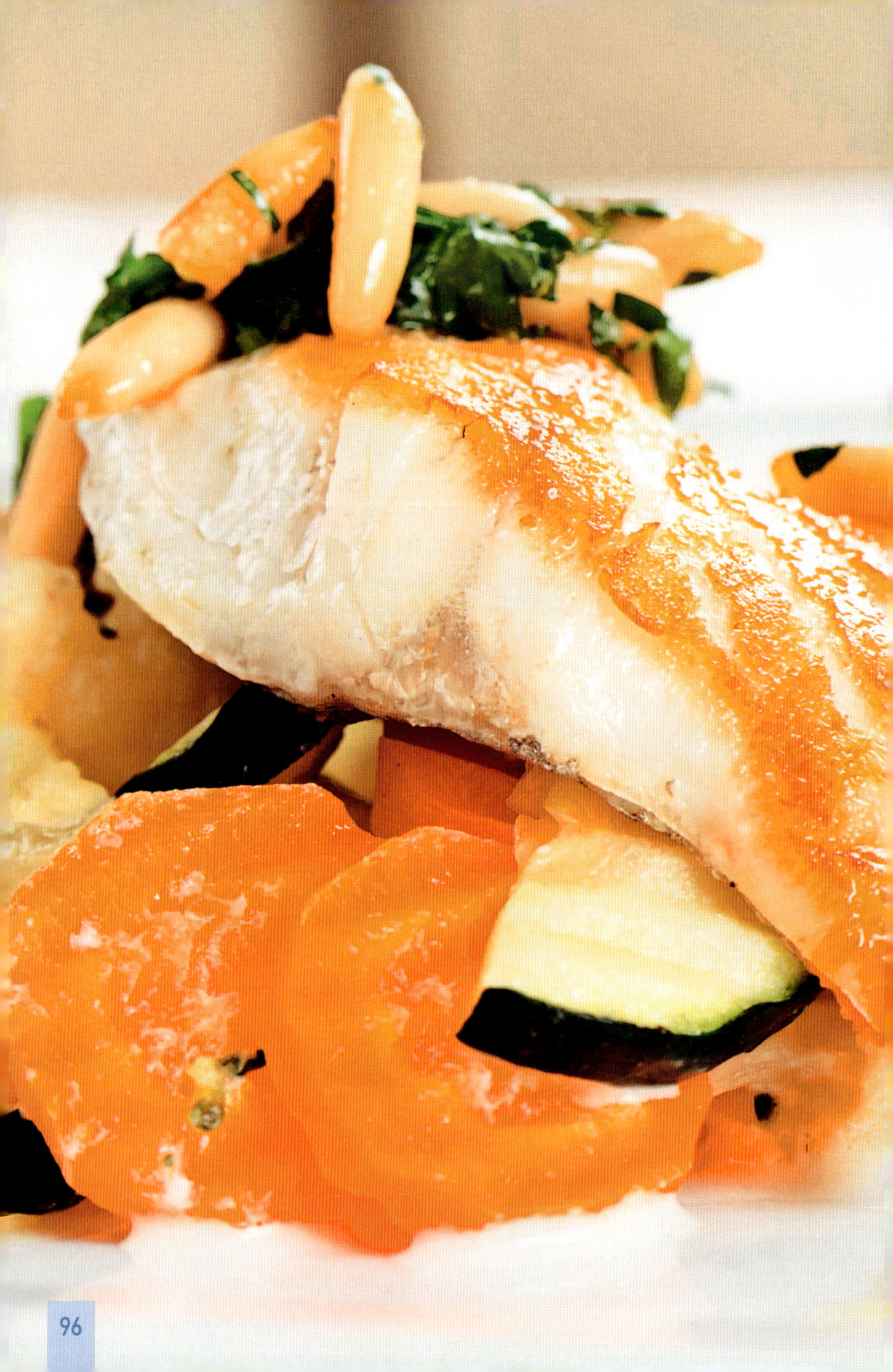

Foto links

Kabeljau auf Möhren und Zucchini

- 1 Kabeljaufilet (ca. 200 g), ersatzweise Zanderfilet
- 1 EL Zitronensaft
- 1 kleiner Zucchino
- 1 mittelgroße Möhre (ca. 150 g)
- Salz, Pfeffer
- 1 EL Olivenöl
- 1 EL Pinienkerne
- 1 EL fein gehackte Petersilie

Das Fischfilet mit Zitronensaft beträufeln und zugedeckt etwas ziehen lassen.
Den Zucchino waschen, putzen und in Scheiben schneiden. Die Möhre schälen, putzen und in Scheiben schneiden. Salzwasser zum Kochen bringen und zuerst die Möhrenscheiben 6 Min. kochen. Dann die Zucchinischeiben dazugeben und weitere 4 bis 5 Min. kochen, bis beide Gemüse weich sind. Durch ein Sieb abgießen und im Topf warm halten.
Das Fischfilet trocken tupfen, salzen und pfeffern. Das Öl in einer kleinen beschichteten Pfanne erhitzen und den Fisch von beiden Seiten je nach Dicke 2 bis 3 Min. goldgelb braten.
Das Gemüse auf einem vorgewärmten Teller anrichten und den Fisch darauflegen.
Die Pinienkerne mit der Petersilie im Bratfett schwenken und auf den Fisch geben.

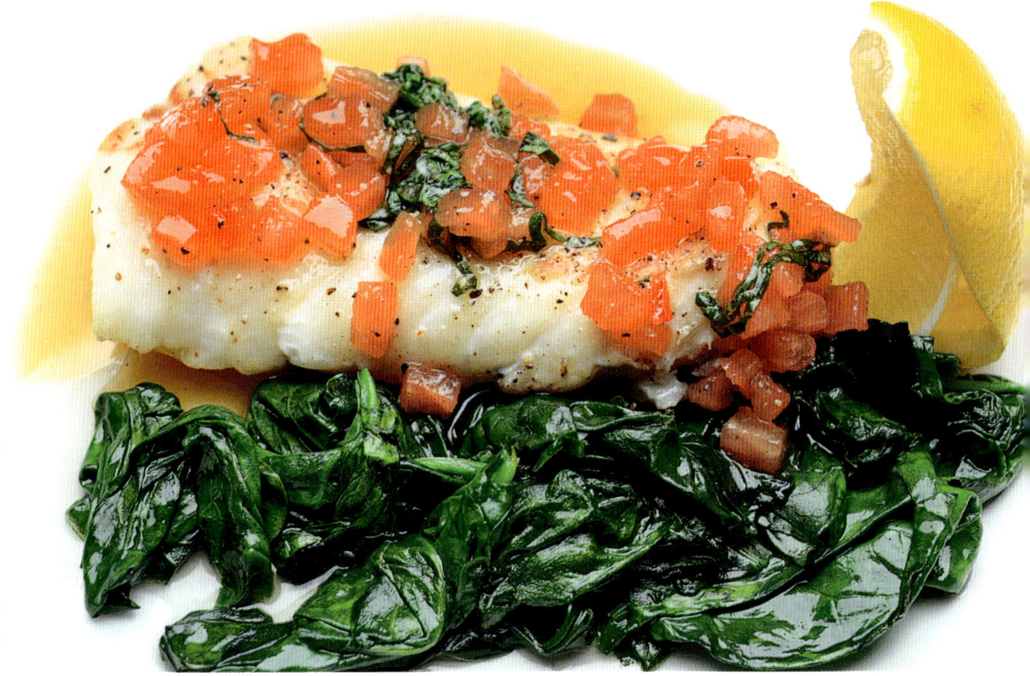

Foto oben

Gekochter Schellfisch mit Spinat und Tomaten

- 400 g Blattspinat
- 2 EL Butter
- 1 Fleischtomate
- 1 EL fein gehackte Petersilie
- Salz, Pfeffer
- 1 Schellfischfilet ohne Haut (ca. 200 g)
- 1 Zitronenscheibe
- schwarzer Pfeffer aus der Mühle

Den Blattspinat waschen, verlesen und abtropfen lassen. 1 EL Butter in einem Topf schmelzen und den Spinat tropfnass hineingeben. Bei milder Hitze zugedeckt dämpfen, bis er zusammengefallen ist. Zugedeckt beiseitestellen.
Die Fleischtomate heiß überbrühen, häuten, halbieren und den Stielansatz und die Kerne entfernen. Das Fruchtfleisch würfeln. Den zweiten EL Butter in einer Pfanne schmelzen und die Tomatenwürfel darin schwenken. Die Petersilie unterrühren und mit Salz und Pfeffer würzen.
Salzwasser mit der Zitronenscheibe aufkochen lassen und den

Schellfisch im leicht siedenden Wasser etwa 5 Min. gar ziehen lassen, bis sich weiße Eiweißflöckchen zeigen.
Mit einer Schaumkelle herausnehmen, auf einem vorgewärmten Teller anrichten, die Tomatenwürfel obendraufgeben und den Spinat danebenlegen. Mit schwarzem Pfeffer aus der Mühle bestreuen.

Dorade vom Blech mit Fenchel und Orange

- 1 Dorade (ca. 300 g)
- 1 TL Fenchelsamen
- 1 Knoblauchzehe
- 1 unbehandelte Orange
- Salz, Pfeffer
- 1 kleine Fenchelknolle
- 1 TL und 1 EL Olivenöl
- 1 Zweig Rosmarin
- 50 ml Gemüsebrühe (Instant)

Den Backofen auf 200° vorheizen.
Die Dorade waschen, trocken tupfen und auf beiden Seiten im Abstand von 3 cm schräg einschneiden. Die Fenchelsamen grob zerstoßen. Die Knoblauchzehe abziehen und fein hacken.
Die Orange heiß waschen und die Schale fein abreiben. Dann die restliche Schale und die weiße Haut entfernen und mit einem scharfen kleinen Messer die Filets aus den Trennhäutchen lösen. Beiseitestellen.
Fenchelsamen, Knoblauch, Orangenschale, Salz und Pfeffer mischen und die Dorade innen und außen mit der Gewürzmischung einreiben.
Die Fenchelknolle waschen und putzen. Das Grün abschneiden, fein hacken und beiseitestellen. Die Knolle längs halbieren und in möglichst dünne Scheiben schneiden oder hobeln.
Eine feuerfeste Form mit 1 TL Öl dünn einfetten. Orangenfilets und Fenchelscheiben hineingeben, salzen und pfeffern. Den Rosmarinzweig an den Rand und die Dorade obendrauflegen.
Mit der Brühe und einem EL Olivenöl beträufeln.
Im vorgeheizten Backofen 20 bis 25 Min. braten. Die Dorade ist gar, wenn sich die Rückenflosse leicht herausziehen lässt. Mit dem gehackten Fenchelgrün bestreut servieren.

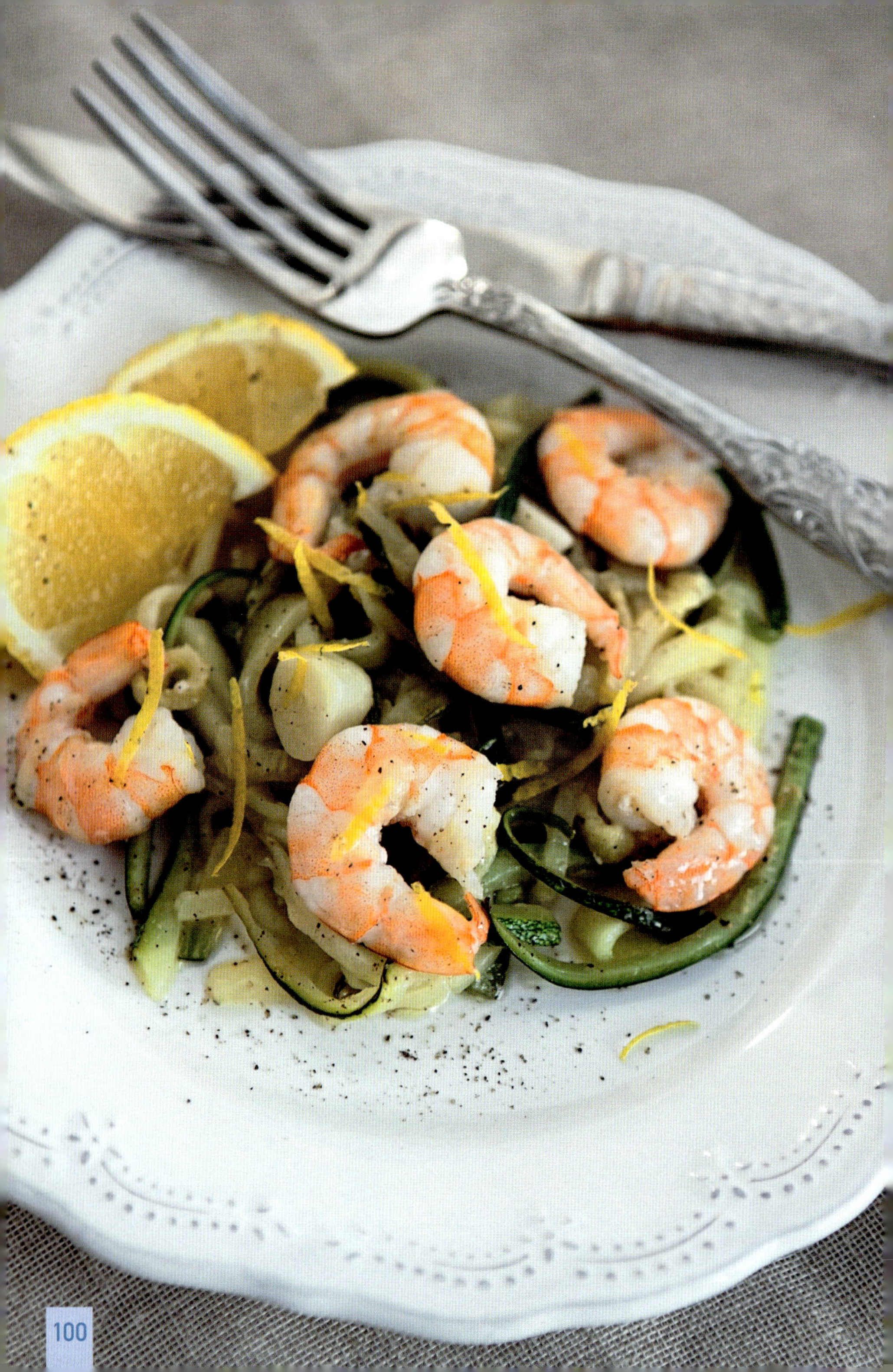

Zucchini-Bandnudeln mit Garnelen

Foto links

- 2–3 Knoblauchzehen
- 1 Schalotte
- 1 unbehandelte Zitrone
- 1 Zucchino (ca. 250 g)
- 2 EL Olivenöl
- Salz
- 200 g frische geschälte Garnelen
- schwarzer Pfeffer aus der Mühle

Die Knoblauchzehen und die Schalotte abziehen. Den Knoblauch fein würfeln, die Schalotte in feine Ringe schneiden. Die Zitrone heiß waschen und mit dem Zestenreißer dünne Streifen abhobeln. (Alternativ die Schale dünn – möglichst am Stück – abschälen und mit einem scharfen Messer in sehr dünne Streifen schneiden.) Die Zitrone auspressen.

Den Zucchino heiß waschen und putzen. Mit einem Gemüsehobel (oder Sparschäler) längs »Bandnudeln« abschälen.

1 EL Olivenöl in einer geräumigen, beschichteten Pfanne erhitzen und Knoblauch und Schalotte anschwitzen. Die Zucchini-Bandnudeln dazugeben und unter vorsichtigem Rühren braten, bis sie glasig geworden sind. Mit dem Zitronensaft ablöschen und mit Salz abschmecken. Zugedeckt beiseitestellen.

Das restliche Olivenöl in einer kleinen Pfanne erhitzen und die Garnelen von beiden Seiten 1 bis 2 Min. braten, bis sie rosa geworden sind. Die Garnelen unter die Zucchini heben, auf einem Teller anrichten, mit den Zitronenzesten und mit Pfeffer bestreuen.

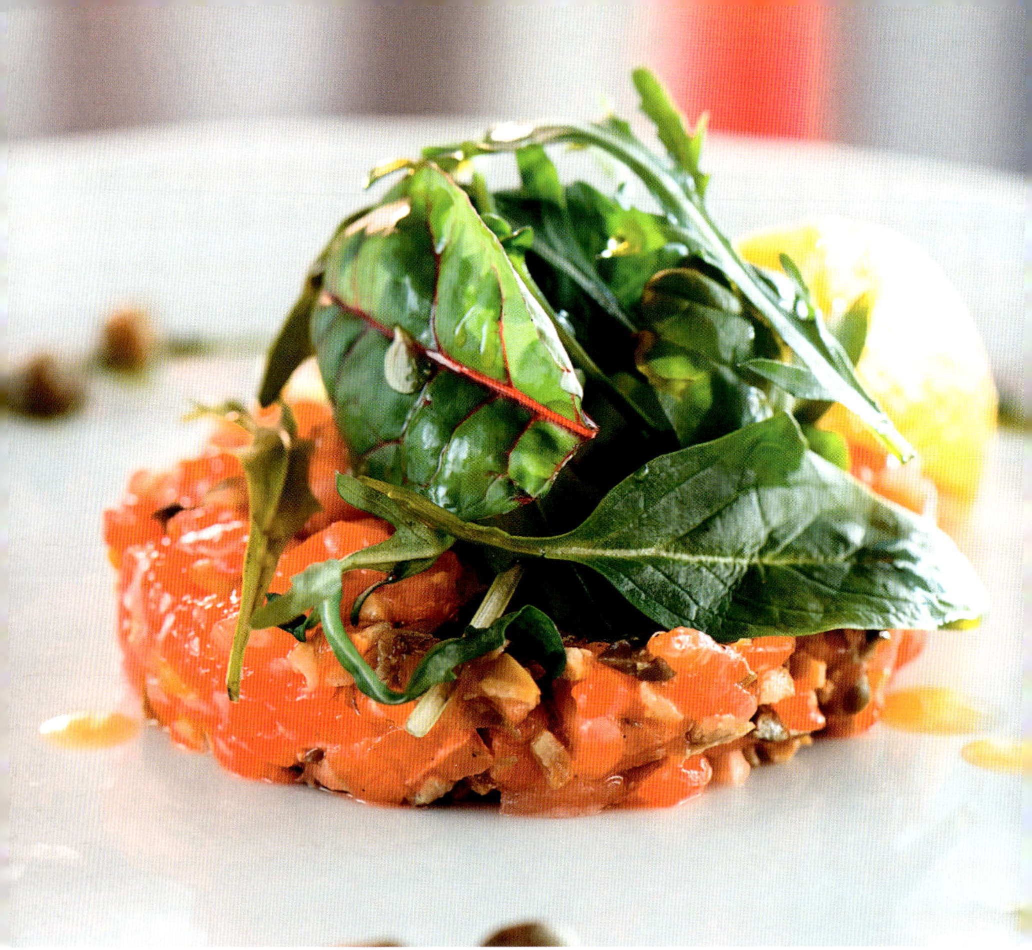

Foto oben

Lachstatar mit Mangoldsalat

- 100 g Räucherlachs
- ½ unbehandelte Zitrone
- 1 EL feines Olivenöl
- Salz, Cayennepfeffer
- 50 g Mischsalat mit rotem Baby-Mangold
- 1 TL eingelegte Kapern

Den Räucherlachs mit einem scharfen Messer in kleine Würfel schneiden. Von der Zitrone 1 TL Schale fein abreiben und den Saft auspressen. Aus Zitronensaft, Olivenöl, Salz und Cayennepfeffer eine Sauce rühren und den Salat darin schwenken. Auf einem Teller beiseitestellen.

Die Kapern fein hacken und zusammen mit der Zitronenschale und dem Lachs unter die verbliebene Sauce mischen.
Den Lachs mithilfe eines Ausstechrings auf einem Teller anrichten und den marinierten Salat darauflegen.

Thunfisch mit weißen Bohnen

- 1 Thunfischsteak (etwa 180 g)
- 1 EL Zitronensaft
- 1 kleine Zwiebel
- 1 kleine Dose weiße Bohnen (210 g Abtropfgewicht)
- Salz, Pfeffer
- 1 EL Olivenöl
- 50 ml Gemüsebrühe (Instant)
- 2 EL Balsamessig
- 1 EL fein gehackte Petersilie

Das Thunfischsteak mit Zitronensaft beträufeln und zugedeckt 15 Min. marinieren.
Die Zwiebel abziehen und sehr fein würfeln. Die Bohnen durch ein Sieb abgießen, kalt abbrausen und gut abtropfen lassen.
Den Thunfisch trocken tupfen, salzen und pfeffern. Das Öl in einer beschichteten Pfanne erhitzen und den Fisch von beiden Seiten bei milder Hitze anbraten. In Alufolie wickeln und beiseitestellen.
Die Zwiebelwürfel im Bratfett goldgelb rösten. Mit Gemüsebrühe und Balsamessig ablöschen und etwas einkochen lassen. Die Bohnen in der Sauce erhitzen. Mit Salz und Pfeffer abschmecken.
Den Thunfisch auspacken, auf einem Teller anrichten, die Bohnen darübergeben und mit Petersilie bestreut servieren.

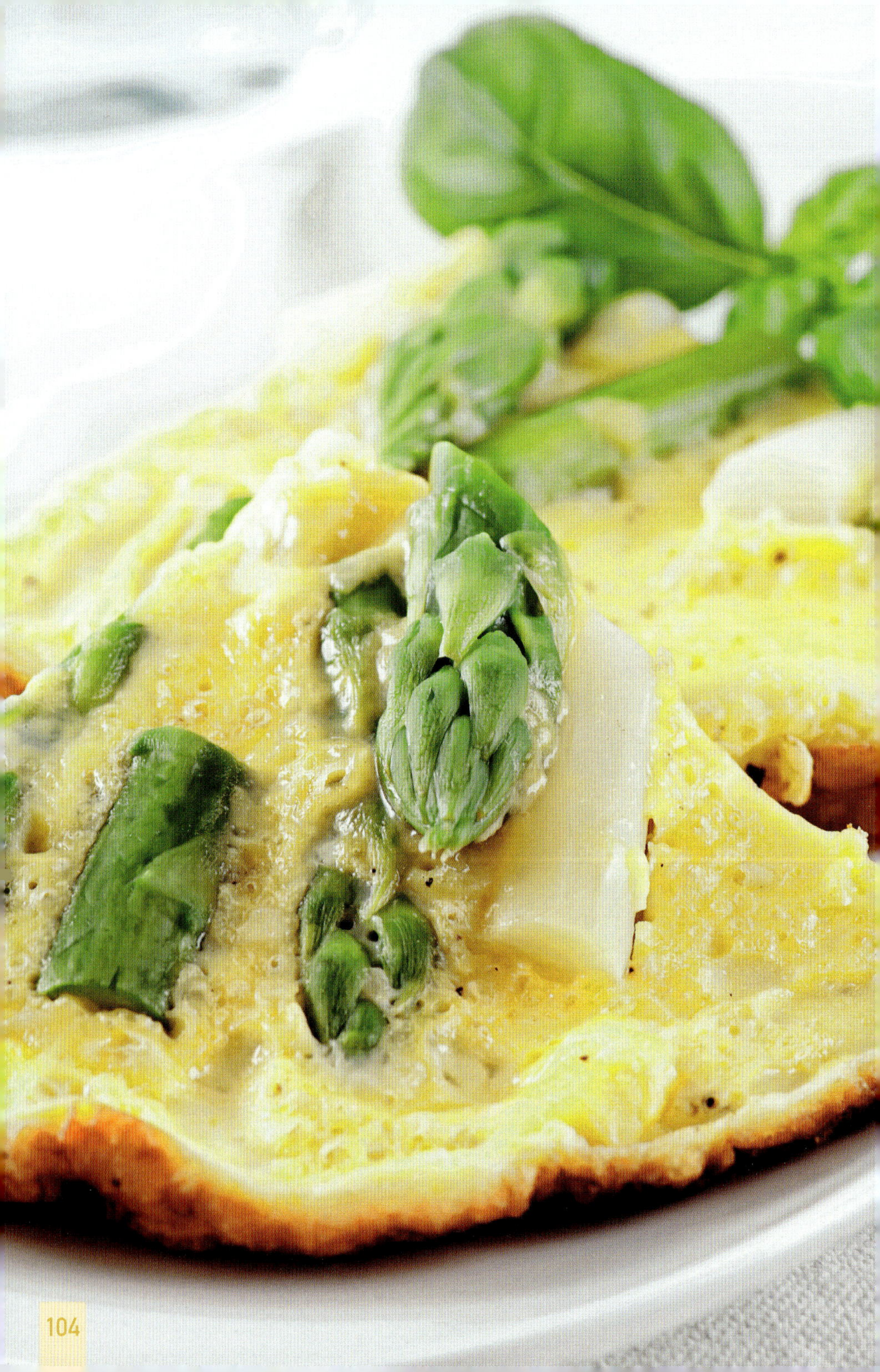

VEGETARISCH

Foto links

Omelett mit grünem Spargel

- 250 g grüner Spargel
- 1 Bund Frühlingszwiebeln
- 1–2 Knoblauchzehen
- 1 EL Rapsöl
- 2 Eier
- 2 EL Frischkäse (1 % Fett i.Tr.)
- Salz, Pfeffer
- 1 EL Butter
- 10 Blätter frisches Basilikum

Den Spargel – wenn nötig – am unteren Ende schälen. Schräg in etwa 2 cm lange Stücke schneiden. Die Frühlingszwiebeln abziehen, putzen und in feine Ringe schneiden. Die Knoblauchzehen abziehen und klein würfeln.

Das Öl in einer beschichteten Pfanne erhitzen und das Gemüse unter Rühren etwa 4 Min. anbraten, bis es etwas Farbe angenommen hat.

Die Eier mit dem Frischkäse verquirlen und mit Salz und Pfeffer würzen. Das Gemüse unterheben.

Die Butter in einer beschichteten Pfanne (ca. 20 cm Durchmesser am Boden) schmelzen lassen.

Die Ei-Spargel-Masse einfüllen und bei milder Hitze in 10 bis 12 Min. stocken lassen. Dann vorsichtig wenden und auch die andere Seite in 5 Min. goldgelb braten.

Die Basilikumblätter in Streifen schneiden, drüberstreuen und den Pfannkuchen zusammengeklappt servieren.

Tipp Um das Wenden ohne Patzer hinzukriegen, lassen Sie den Pfannkuchen zuerst auf einen Teller gleiten, wenden ihn dann mithilfe eines zweiten Tellers und lassen ihn zurück in die Pfanne rutschen.

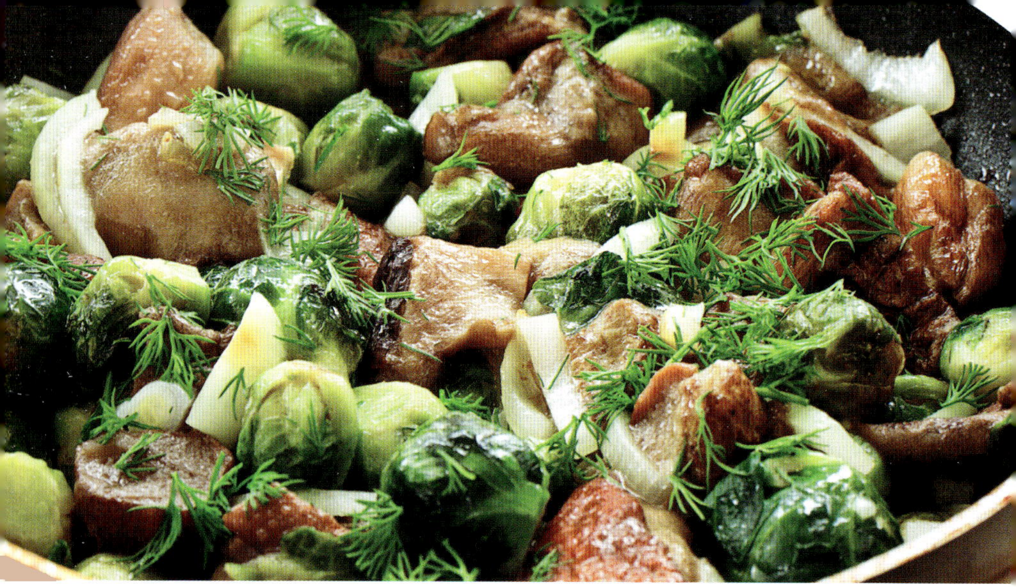

Foto oben

Rosenkohl mit Pilzen

- 250 g Rosenkohl
- Salz
- 1 mittelgroße weiße Zwiebel
- 300 g Austernpilze
- 1 EL Butter
- Pfeffer
- Muskatnuss
- 2 EL fein gehackter Dill

Den Rosenkohl waschen und putzen. In reichlich Salzwasser je nach Größe 10 bis 15 Min. bissfest kochen. Durch ein Sieb abgießen und gut abtropfen lassen.

In der Zwischenzeit die Zwiebel abziehen und in Ringe schneiden. Die Austernpilze – wenn nötig – mit einer weichen Bürste vorsichtig putzen und in mundgerechte Stücke teilen.

Die Butter in einer großen beschichteten Pfanne sehr heiß werden lassen und die Zwiebelringe darin glasig dünsten. Die Pilze dazugeben und unter Rühren 2 Min. anbraten. Den Rosenkohl unterheben und mit Salz, Pfeffer und Muskatnuss abschmecken. Mit Dill bestreut servieren.

Tipp Statt des Rosenkohls schmeckt auch Brokkoli gut zu den Austernpilzen, die Sie – je nach Saison – auch mal durch Steinpilze ersetzen können.

Foto unten

Omelett mit Gemüse

- 50 g Champignons
- 50 g gekochte grüne Bohnen
- 1/2 kleine rote Paprikaschote
- 2 Eier
- 50 ml Milch
- 1 EL Frischkäse (1 % Fett i. Tr.)
- Salz, Pfeffer
- 1 EL Butter
- 1 EL gehackte Petersilie

Die Champignons mit einer weichen Bürste putzen und in Scheiben schneiden. Die Bohnen in etwa 3 cm lange Stücke schneiden. Die Paprikaschote in Würfel schneiden.
Die Eier mit Milch und Frischkäse verquirlen und mit Salz und Pfeffer würzen.
Die Butter in einer beschichteten Pfanne (ca. 18 cm Bodendurchmesser) schmelzen, die Eiermasse hineingießen und das vorbereitete Gemüse darüberstreuen. Bei sehr milder Hitze die Eier langsam stocken lassen, sodass unten ein knuspriger Boden entsteht.
Das Omelett auf einen Teller gleiten lassen und mit Petersilie bestreut servieren.

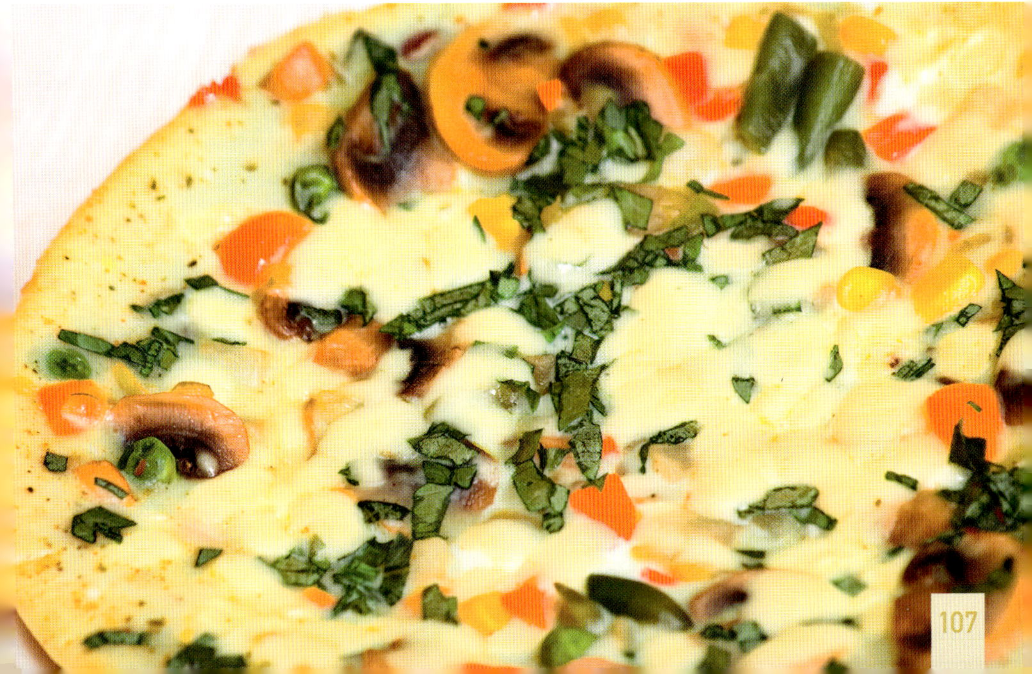

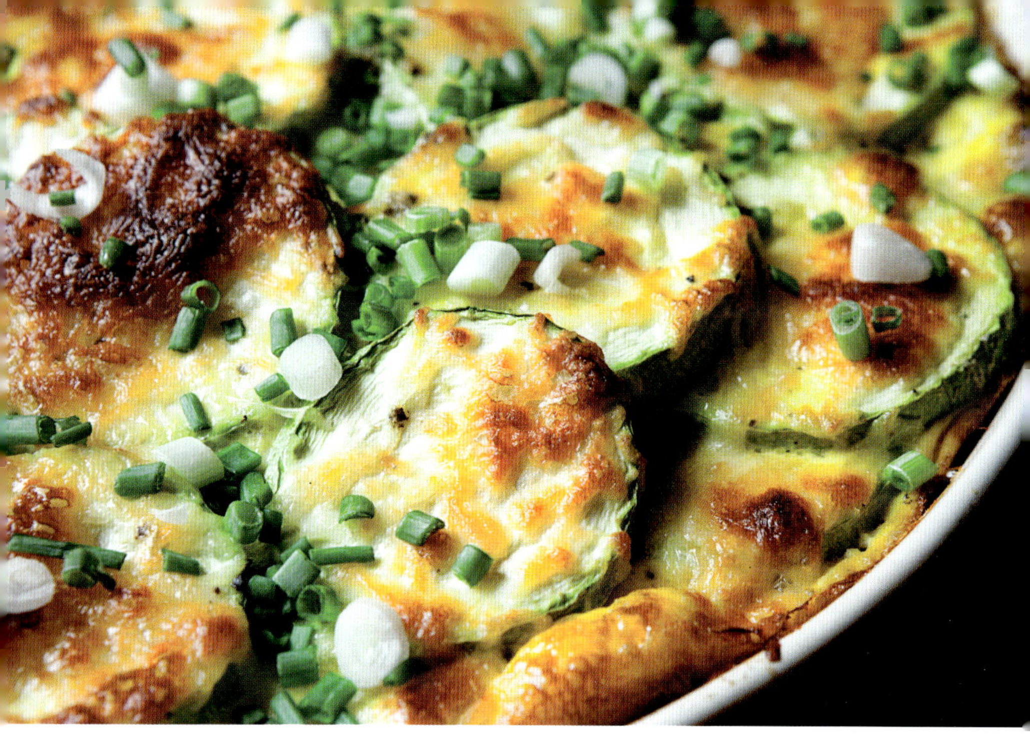

Zucchini-Schafskäse-Tarte

Foto oben

- 1 kleiner Zucchino (ca. 250 g)
- 75 g Fetakäse (griechischer Schafskäse)
- 1 Ei
- 2 EL saure Sahne
- 2 EL geriebener Gruyère oder Bergkäse
- Salz, Pfeffer
- 1 TL Butter
- 1 Bund Frühlingszwiebeln
- 2 EL Schnittlauchröllchen

Den Backofen auf 200° vorheizen. Den Zucchino waschen, putzen und in 2 mm breite Scheiben schneiden. Den Feta klein hacken und mit den Zucchinischeiben vermischen.

Das Ei mit der sauren Sahne kräftig verrühren, den geriebenen Käse untermischen und mit Salz und Pfeffer würzen.

Eine Quiche-Form dünn mit Butter ausstreichen und das Zucchini-Feta-Gemisch hineingeben. Mit der Eiermischung bestreichen und im

vorgeheizten Backofen 20 bis 25 Min. backen, bis eine goldbraune Kruste entstanden ist.
Inzwischen die Frühlingszwiebeln abziehen und in feine Ringe schneiden. Dabei viel vom dunklen Grün mitverwenden.
Die Zucchini-Tarte vor dem Servieren mit Frühlingszwiebeln und Schnittlauchröllchen bestreuen.

Tipp Statt Feta können Sie auch Mozzarella verwenden oder die beiden Käsesorten mischen. Z. B. bleibt beim Rezept »Putenschnitzel mit Serranoschinken« etwas Mozzarella übrig, den Sie hier gut verarbeiten können.

Erdnussspinat mit Paprika

- 300 g tiefgekühlter Blattspinat
- 1 rote Paprikaschote
- 1 kleine Zwiebel
- 2 EL ungesalzene Erdnüsse
- 1 EL Rapsöl
- 1 EL Erdnussbutter
- Salz, Pfeffer aus der Mühle

Den Spinat nach Packungsangabe auftauen und in einem Sieb abtropfen lassen.
Die Paprikaschote waschen, putzen und in Würfel schneiden. Die Zwiebel abziehen und klein würfeln.
Die Erdnüsse in einer beschichteten Pfanne ohne zusätzliches Fett rösten, herausnehmen und beiseitestellen.
Das Öl in der Pfanne erhitzen und Zwiebelwürfel darin glasig dünsten.
Die Paprikawürfel dazugeben und unter Rühren leicht anbraten.
Den abgetropften Spinat unterrühren und die Erdnussbutter unterziehen. Kräftig mit Salz und Pfeffer würzen und vor dem Servieren mit den Erdnüssen bestreuen.

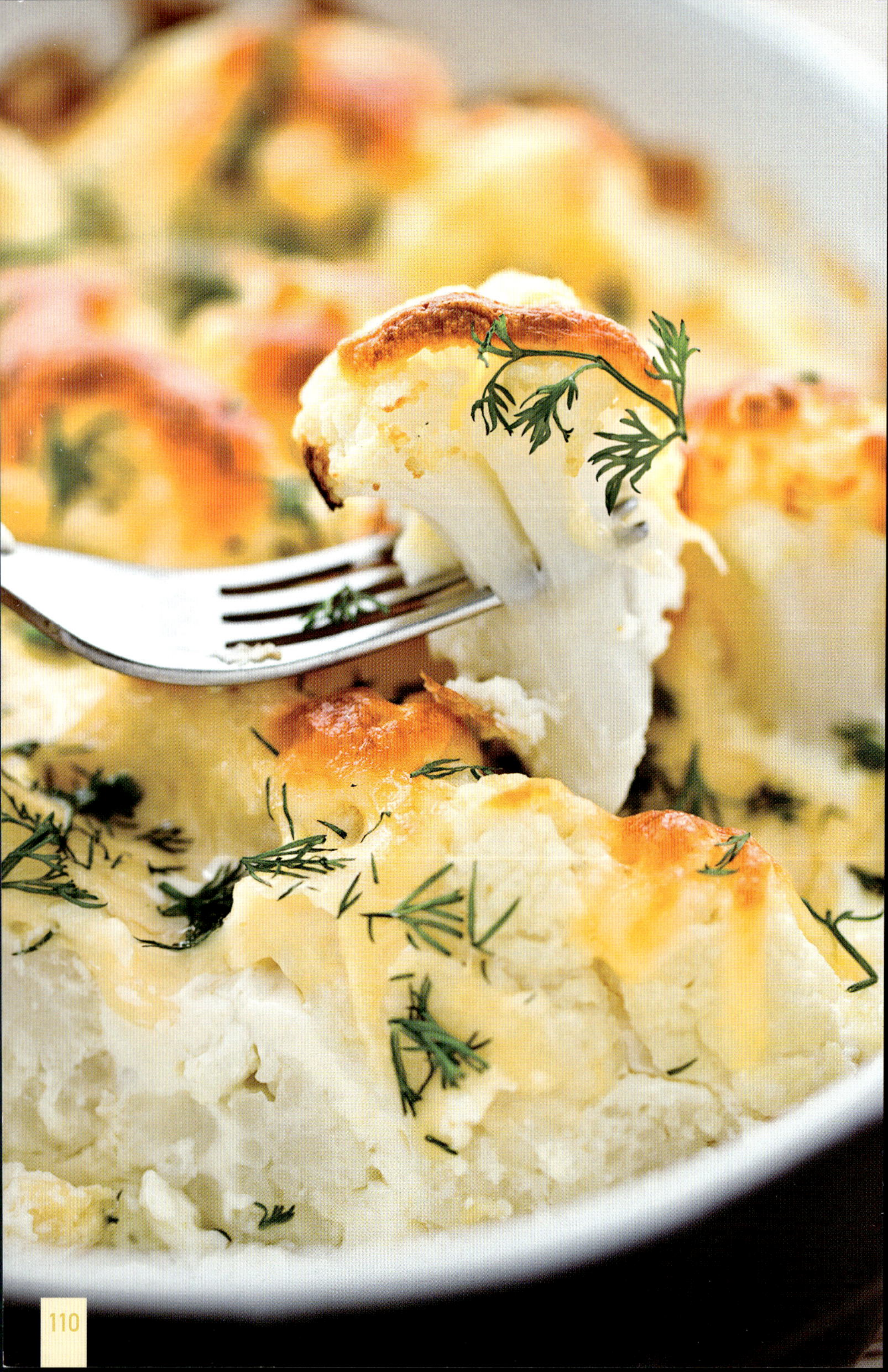

Foto links

Blumenkohl-Quiche

- 1/2 Blumenkohl (ca. 300 g geputzt gewogen)
- Salz
- 2 Eier
- 75 ml fettarme Milch
- 3 EL fein geriebener Parmesan oder Grana Padano
- Pfeffer
- Muskatnuss
- 1 TL Butter
- 1 EL gehackter Dill

Den Backofen auf 200° vorheizen. Die Blumenkohl-Hälfte in Röschen teilen und waschen. Die Stiele klein schneiden und in reichlich Salzwasser 7 Min. bissfest kochen. Für die letzten 2 Min. die Röschen dazugeben. Durch ein Sieb abgießen und gut abtropfen lassen.
Inzwischen die Eier mit der Milch verquirlen, den Parmesan unterrühren und mit Salz, Pfeffer und Muskatnuss kräftig würzen.
Eine feuerfeste Quiche-Form (ca. 22 cm Durchmesser) mit Butter ausstreichen, den Blumenkohl hineingeben und leicht andrücken (z. B. mit einem Kartoffelstampfer). Mit der Eiermilch übergießen und 20 bis 25 Min. im vorgeheizten Backofen backen, bis der Käse goldgelb ist.
Mit Dill bestreut in der Form servieren.
Die übrig gebliebene Hälfte des Blumenkohls können Sie entweder 2 bis 3 Tage im Gemüsefach des Kühlschranks aufbewahren oder Sie kochen sie gleich mit und frieren sie für später ein.

Tipp Verwenden Sie statt des weißen Blumenkohls Romanesco. So heißt der grüne Blumenkohl, der ein bisschen nach Brokkoli schmeckt. Wegen der türmchenförmigen Rosetten wird er auch Minarett-Kohl genannt. Meist ist Romanesco so klein, dass Sie die ganze Staude verwenden können.

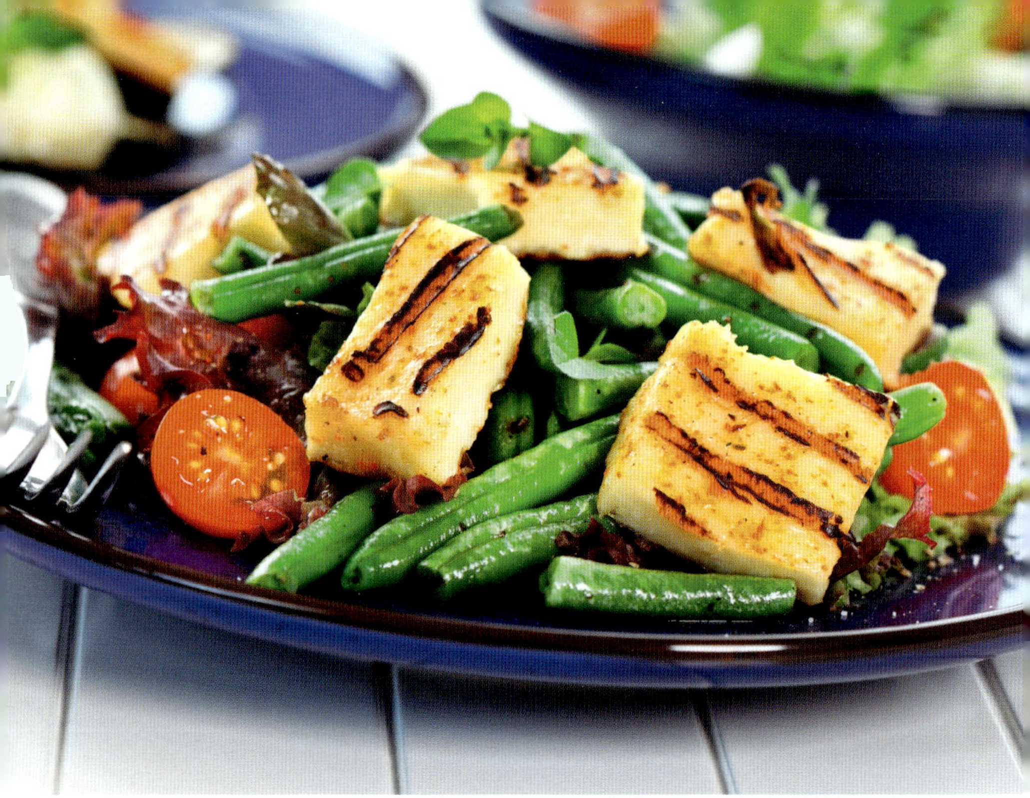

Foto oben

Grüne Bohnen mit gegrilltem Schafskäse

- 150 g grüne Bohnen
- Salz
- 4 Blätter Eichblattsalat oder 50 g Mischsalat
- 5 Kirschtomaten
- 2 EL weißer Essig
- Pfeffer
- 2 EL Olivenöl
- 150 g Fetakäse (griechischer Schafskäse) oder Halloumi
- grobes Meersalz

Den Backofen-Grill vorheizen.
Die grünen Bohnen waschen, putzen und in Salzwasser in 15 Min. bissfest kochen. Durch ein Sieb abgießen und sofort eiskalt abschrecken. (Alternativ die Bohnen über einem Dampfeinsatz garen und abschrecken.)

Die Salatblätter waschen, gut trocken schleudern und – wenn nötig – in mundgerechte Stücke zupfen.
Die Kirschtomaten waschen und halbieren.
Aus Essig, Salz, Pfeffer und 1 EL Olivenöl mit dem Schneebesen eine cremige Marinade rühren.
Salat und Tomaten auf einem Teller auslegen und die Bohnen darübergeben. Mit der Marinade begießen.
Den Schafskäse in Rechtecke schneiden, mit dem restlichen Öl bepinseln und unter dem Grill kurz von beiden Seiten Farbe annehmen lassen. Auf dem Salat anrichten und mit grobem Meersalz bestreut servieren.

Bohnentopf mit Ziegenkäse

- 1 kleine Dose weiße Bohnen (210 g Abtropfgewicht)
- 1–2 Knoblauchzehen
- 2 Zweige Bohnenkraut (ersatzweise Petersilie oder Thymian)
- 150 ml Gemüsebrühe (Instant)
- Salz, Pfeffer
- Weißer Balsamessig
- 2 Ziegentaler (etwa 70 g)

Die Bohnen durch ein Sieb abgießen, kalt abspülen und abtropfen lassen. Die Knoblauchzehen abziehen und in Scheiben schneiden. Die Bohnen mit Bohnenkraut und Knoblauch in der Gemüsebrühe aufkochen und bei milder Hitze 15 Min. köcheln lassen.
Das Bohnenkraut herausnehmen und die Suppe mit dem Pürierstab leicht pürieren – es sollen noch Bohnen erkennbar bleiben. Mit Salz, Pfeffer und Essig abschmecken.
Die Ziegentaler in Würfel schneiden und kurz in der Suppe erwärmen.

Fleischesser können zusätzlich 50 g Schinkenwürfel in 1 TL Öl knusprig braten und in den Bohnentopf rühren.

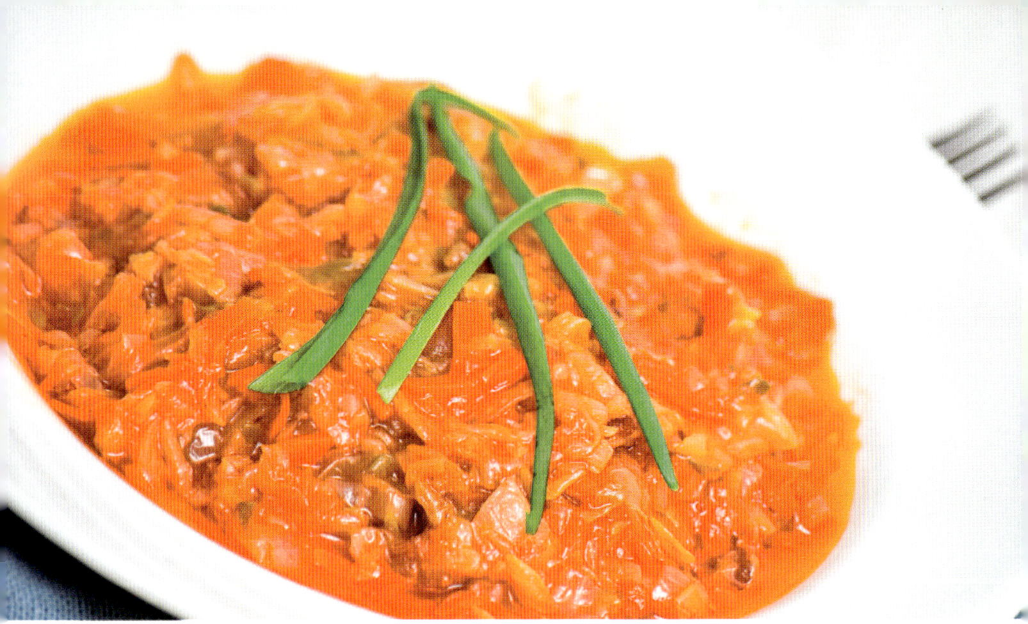

Foto oben

Krautsuppe »Szegedin«

- 200 g Weißkohl (vorbereitet gewogen)
- 1 kleine Zwiebel
- 1 roter Spitzpaprika
- 1 EL Rapsöl
- 1 EL Paprikapulver (rosenscharf oder edelsüß)
- 200 ml Gemüsebrühe (Instant)
- Salz, Pfeffer
- 2 EL Apfelessig
- 2 EL Frischkäse (1 % Fett i. Tr.)
- 2 EL Schnittlauchröllchen

Den harten Strunk vom Weißkohl entfernen und die Blätter in feine Streifen schneiden oder hobeln.
Die Zwiebel abziehen und in feine Ringe schneiden. Die Paprikaschote waschen, putzen und längs in Streifen schneiden.
Das Rapsöl in einem beschichteten Topf erhitzen und die Zwiebelringe darin glasig dünsten. Das Kraut dazugeben und unter Rühren anschwitzen. Mit Paprikapulver bestäuben und kurz durchrühren.
Mit der Gemüsebrühe aufgießen und 20 Minuten bei schwacher Hitze zugedeckt köcheln lassen, bis das Kraut schön weich ist. Mit Salz, Pfeffer und dem Apfelessig pikant abschmecken.

Den Frischkäse unterrühren – der macht das Kraut schön cremig – und mit Schnittlauch bestreut servieren.

Tipp Leider gibt es den Weißkohl meist nur in recht großen Köpfen, von denen Sie höchstens 1/4 benötigen. Kochen Sie einfach die 4- oder 5-fache Menge und frieren Sie die Paprikasuppe portionsweise ein (ohne den Frischkäse).

Linsenpüree mit Zuckerschoten

- 1 Schalotte
- 1 EL Rapsöl
- 100 g rote oder gelbe Linsen
- 200 ml Gemüsebrühe (Instant)
- Salz, Pfeffer
- 2 EL Apfelessig
- 100 g Zuckerschoten
- 1 EL Mandelstifte
- 1 TL Butter
- 1 EL Schnittlauchröllchen

Die Schalotte abziehen und fein hacken. Das Öl in einem Topf erhitzen und die Schalotte darin glasig dünsten. Die Linsen und die Gemüsebrühe einrühren. Aufkochen lassen und zugedeckt bei milder Hitze etwa 15 Min. quellen lassen, bis beinahe die gesamte Flüssigkeit aufgesogen ist.
In der Zwischenzeit die Zuckerschoten in kochendem Salzwasser bissfest garen. Durch ein Sieb abgießen und gut abtropfen lassen.
Die Linsen mit dem Pürierstab grob pürieren und mit Salz, Pfeffer und Apfelessig, abschmecken.
Die Mandelstifte in einer beschichteten Pfanne ohne Fett goldgelb rösten. Die Butter in der heißen Pfanne schmelzen und die Zuckerschoten darin schwenken. Zum Anrichten die Linsen in die Tellermitte setzen, die Zuckerschoten rundherum legen und mit Mandeln und Schnittlauch bestreut servieren.

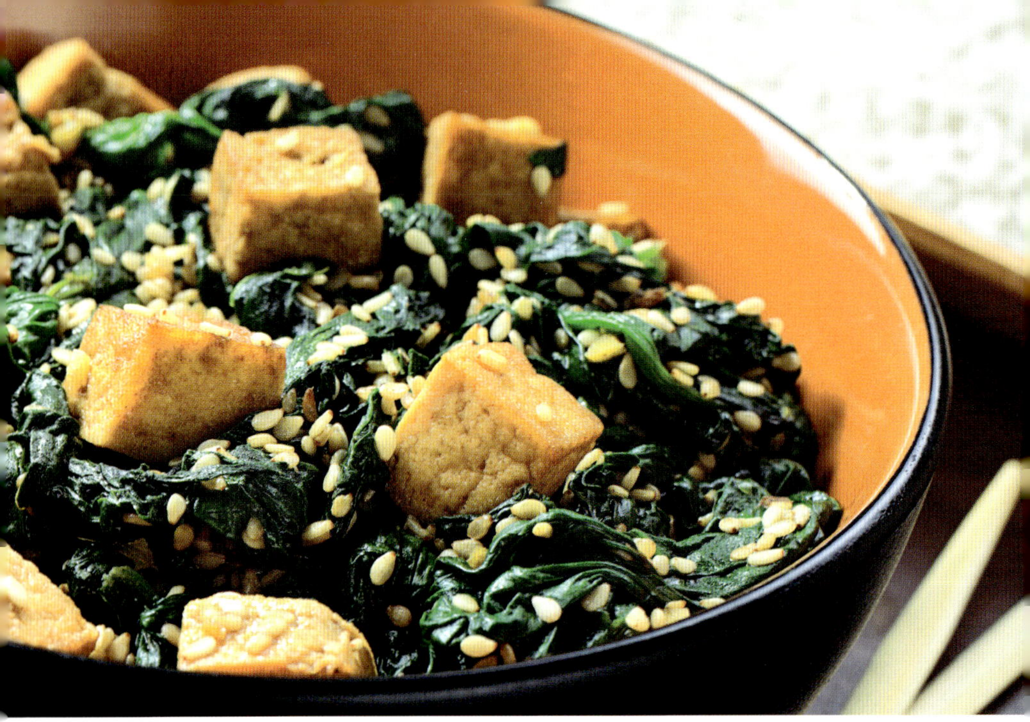

VEGAN

Foto oben

Blattspinat mit Räuchertofu

- 200 g TK-Blattspinat
- 200 g Räuchertofu
- 2 Knoblauchzehen
- 1 walnussgroßes Stück Ingwer
- 1 EL Rapsöl
- Salz, Pfeffer
- 1 EL Sesamsaat

Die benötigte Menge Blattspinat aus der Packung nehmen und etwa 2 Std. auftauen lassen.
Den Tofu in Würfel schneiden. Die Knoblauchzehen abziehen, den Ingwer schälen und beides klein würfeln.
Das Rapsöl in einer beschichteten Pfanne erhitzen und die Tofuwürfel von allen Seiten leicht anbraten. Herausnehmen und auf Küchenkrepp abtropfen lassen.

Knoblauch und Ingwer im Bratfett kurz anschwitzen. Den Spinat dazugeben, mit Salz und Pfeffer würzen, wenn nötig etwas Wasser angießen und bei schwacher Hitze 5 Min. köcheln lassen, bis die ganze Flüssigkeit verdampft ist.
Die Tofuwürfel unterheben und mit der Sesamsaat bestreut servieren.

Gebratener Seitan mit Austernpilzen

- 150 g Seitan am Stück
- 200 g Austernpilze
- 1 EL Rapsöl
- 1 Zweig Rosmarin
- 1 EL helle Sojasauce
- 50 g Feldsalat
- 1 Strauchtomate
- 2 EL weißer Essig
- 1 TL Senf
- Salz, Pfeffer

Den Seitan quer in zwei Scheiben schneiden. Die Austernpilze mit einer weichen Bürste putzen, eventuell harte Stiele entfernen. Größere Pilze halbieren.
Das Öl in einer beschichteten Pfanne erhitzen und die Seitanscheiben von beiden Seiten kräftig anbraten. Herausnehmen und auf Küchenkrepp abtropfen lassen.
Die Austernpilze und den Rosmarinzweig in das Bratfett geben und unter Rühren anbraten, bis die Pilze Wasser ziehen. Mit Sojasauce ablöschen, den Seitan dazugeben und zugedeckt beiseitestellen.
Für den Salat den Feldsalat waschen, putzen und gut abtropfen lassen. Die Tomate waschen, halbieren, den Stielansatz herausschneiden und die Frucht in dünne Scheiben schneiden.
Essig mit Senf, Salz und Pfeffer zu einer Marinade verrühren. Feldsalat und Tomaten untermischen.
Den Salat auf einem Teller anrichten und die Pilze mit dem Seitan darauflegen.

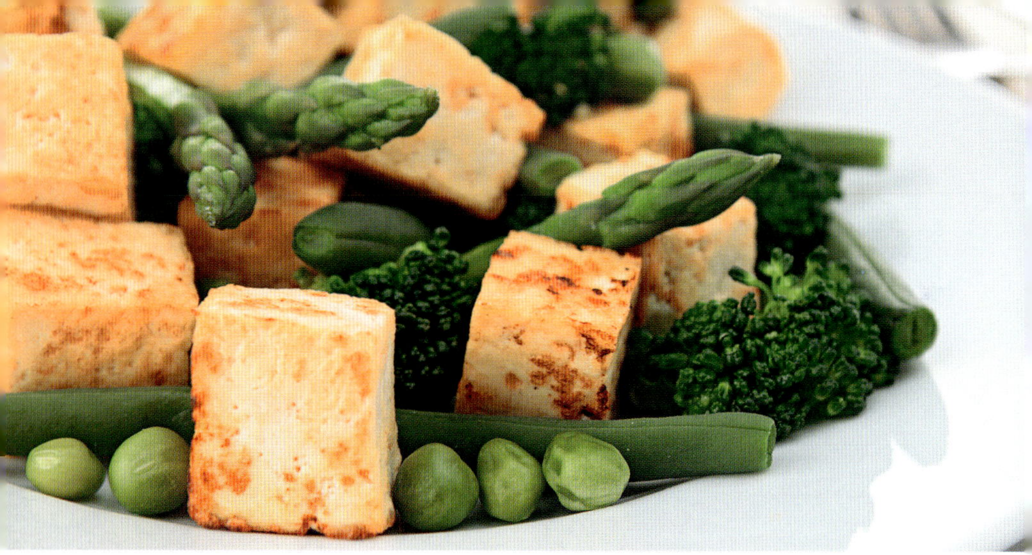

Foto oben

Grüne Gemüse mit Tofu

- 400 g grünes Gemüse, z. B. Brokkoli, grüne Bohnen, Erbsen, grüner Spargel (geputzt und vorbereitet gewogen)
- Salz
- 100 g Tofu natur
- 1 EL Rapsöl
- 1 EL Sojasauce
- Pfeffer aus der Mühle

Die grünen Gemüse in Salzwasser blanchieren oder über Dampf bissfest garen.
Den Tofu in Würfel schneiden.
Das Öl in einer beschichteten Pfanne erhitzen und die Tofuwürfel sanft anbraten. Herausnehmen und mit Sojasauce beträufeln.
Das gut abgetropfte Gemüse im Bratfett schwenken. Die Tofuwürfel unterheben und mit frischem Pfeffer aus der Mühle bestreuen.

Alternativ wird abgekühlt und mit 2 bis 3 EL weißem Essig beträufelt (besonders geeignet dafür ist Reisessig) auch ein Salat daraus.

Stellen Sie sich nach Belieben eine Mischung von zwei bis vier Gemüsesorten zusammen – wobei Sie auch noch andere Gemüse z. B. Pak Choy, Grünkohl oder Spinat verwenden können. Wichtig ist, dass Sie auf ungefähr 400 g Gemüse kommen.

Gebratene Auberginen mit Paprika

Foto unten

- 1 mittelgroße Aubergine (etwa 250 g)
- 1 TL und 1 EL Olivenöl
- 1 rote Paprikaschote
- 1 Bund Lauchzwiebeln
- 2 Knoblauchzehen
- 1 EL Kapern
- 3 EL weißer Balsamessig

Den Backofen auf 200° vorheizen. Die Aubergine waschen, putzen und längs halbieren. Dann längs in Streifen schneiden. Eine feuerfeste Form mit einem TL Öl auspinseln und die Auberginenstreifen im Backofen 40 bis 50 Min. backen, bis sie bräunlich geworden sind.
In der Zwischenzeit die Paprikaschote waschen, putzen und längs in dünne Streifen schneiden. Die Lauchzwiebeln und Knoblauchzehen abziehen. Die Lauchzwiebeln je nach Dicke längs halbieren oder vierteln und in 5 cm lange Stücke schneiden. Den Knoblauch fein hacken.
Wenn die Auberginen fertig gebacken sind, einen EL Öl in einer beschichteten Pfanne erhitzen und zuerst die Paprikastreifen unter Rühren etwa 3 Min. anbraten, bis sie etwas Farbe angenommen haben. Frühlingszwiebeln und Knoblauch dazugeben und goldgelb anbraten. Die Auberginen und Kapern untermischen, kurz mitbraten und mit Balsamessig ablöschen.

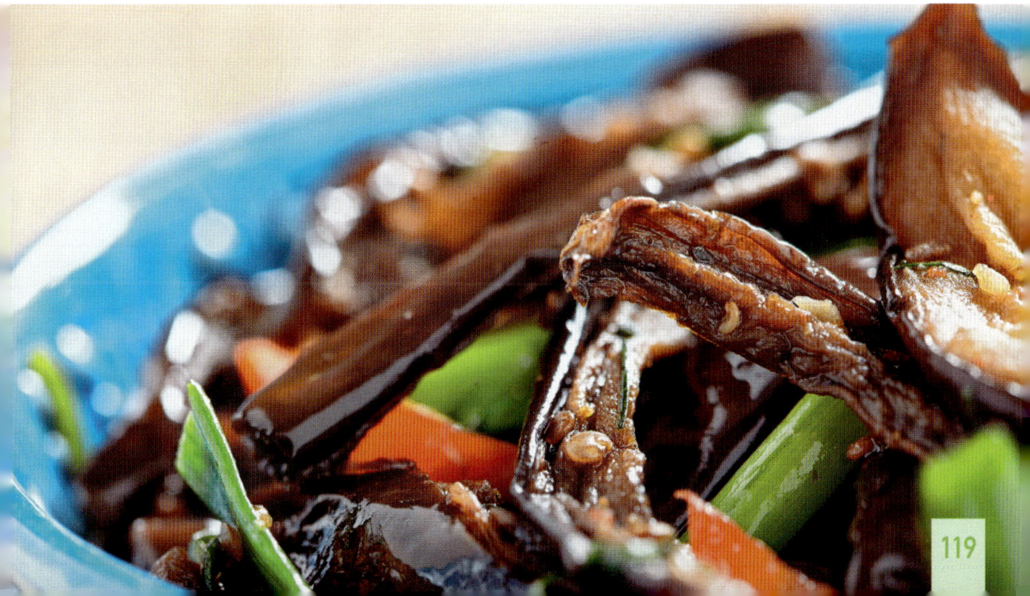

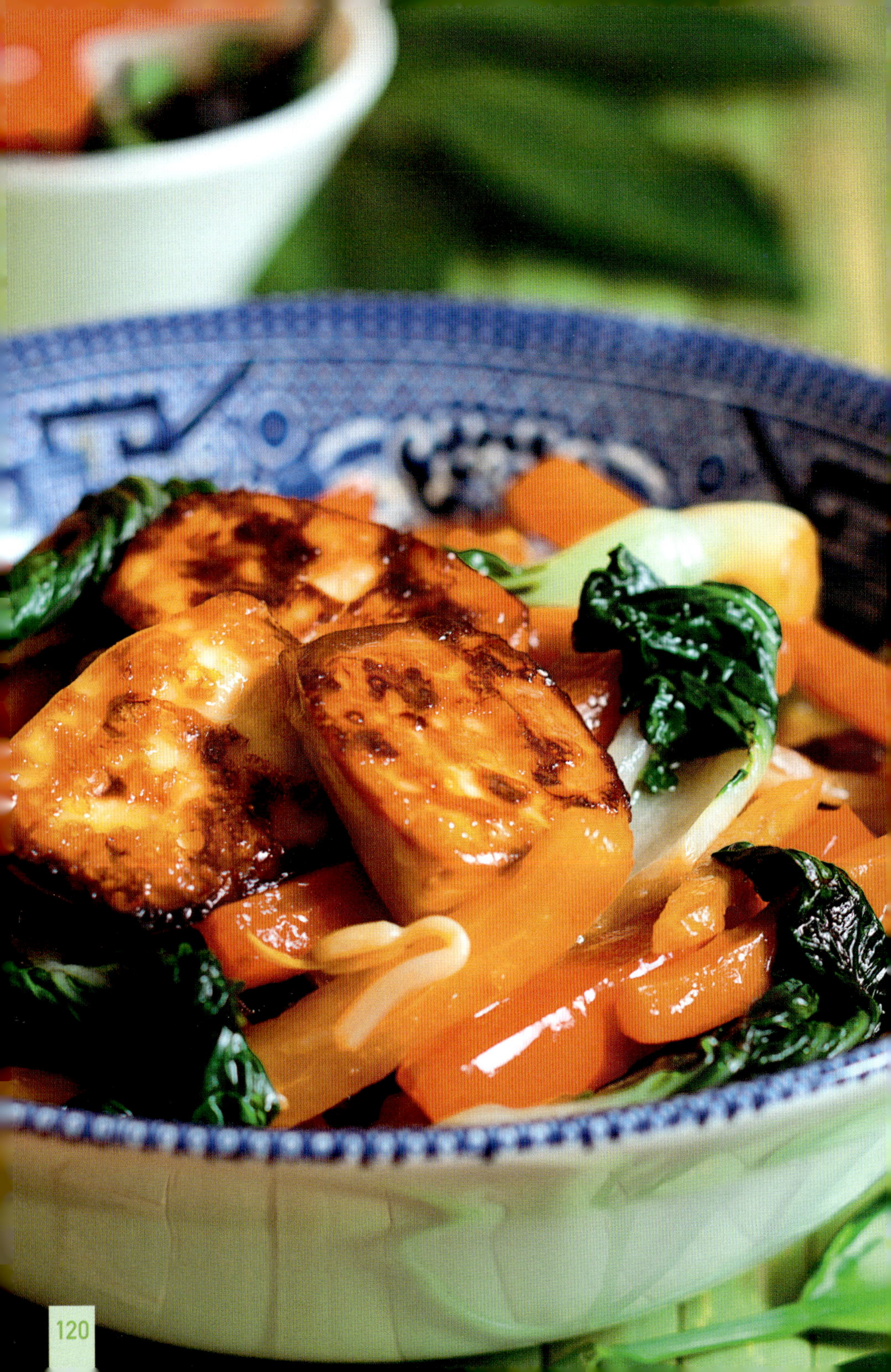

Pfannengerührtes Gemüse mit Tempeh

Foto links

- 3 Scheiben Tempeh
- 3 EL helle Sojasauce
- 1 mittelgroße Möhre
- 1 rote Paprikaschote
- 100 g Mangold
- 1 EL Rapsöl
- 30 g Sprossen
- Salz, Pfeffer

Von der Tempehrolle drei Scheiben abschneiden, mit 1 EL Sojasauce beträufeln und zugedeckt marinieren lassen.

In der Zwischenzeit die Möhre schälen, putzen und in etwa 4 cm lange Stifte schneiden. Die Paprikaschote waschen, putzen und längs in Streifen schneiden. Die Mangoldblätter waschen und putzen. Größere Blätter längs in Streifen schneiden.

1 EL Rapsöl in einer geräumigen beschichteten Pfanne erhitzen und die Tempehscheiben knusprig anbraten. Herausnehmen und in Alufolie gewickelt beiseitestellen.

Die Möhren- und Paprikastreifen ins Bratfett geben und 5 Min. unter Rühren anbraten, bis sie bissfest sind. Dann Mangold und Sprossen einrühren und mit der restlichen Sojasauce ablöschen.

Mit Salz und Pfeffer würzen und auf einem Teller anrichten. Den gebratenen Tempeh obendrauflegen.

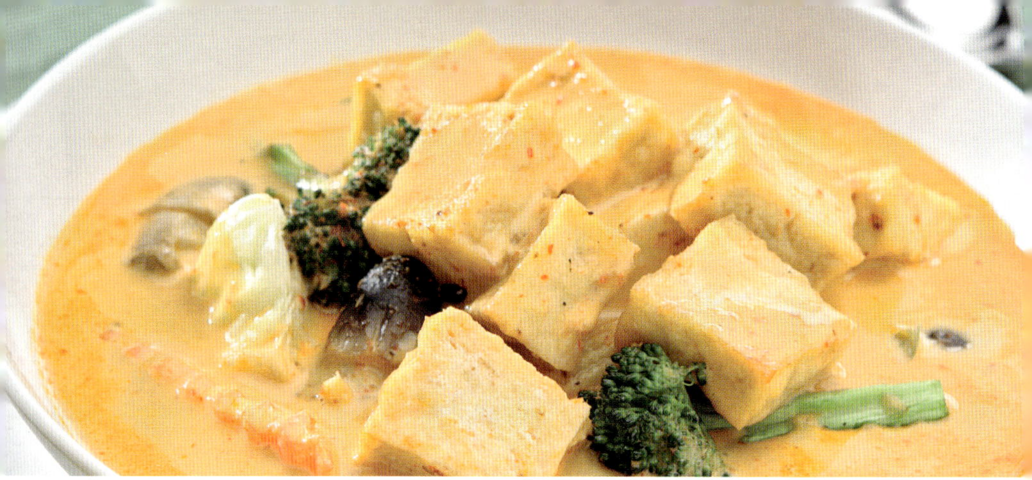

Foto oben

Gebratener Tofu mit Currygemüse

- 100 g Brokkoli-Röschen
- 1 kleine Möhre
- 100 g Champignons
- 1 Bund Frühlingszwiebeln
- 1 EL und 1 TL Rapsöl
- 1 EL Currypulver (Thai- oder Madras-Curry)
- 200 ml Gemüsebrühe (Instant)
- 50 ml Sojasahne
- Salz, Pfeffer
- 150 g Seidentofu

Von einer Brokkolistaude 100 g Röschen abschneiden. (Den Rest z. B. für eine Suppe oder ein pfannengerührtes Gemüse verwenden.)
Die Möhre schälen, putzen und in etwa 3 cm lange Stifte schneiden. Die Champignons mit einer weichen Bürste putzen, eventuell die braunen Füßchen abschneiden, größere Pilze halbieren.
Die Frühlingszwiebeln abziehen und mit viel vom dunklen Grün in 3 cm lange Streifen schneiden.
1 EL Rapsöl in einem beschichteten Topf erhitzen und die Frühlingszwiebeln darin anschwitzen. Die Möhrenstifte dazugeben und 2 bis 3 Min. unter Rühren anbraten. Mit dem Currypulver bestäuben, kurz durchrösten und mit der Gemüsebrühe aufgießen.
Den Brokkoli dazugeben und bei schwacher Hitze 5 Min. köcheln lassen.
Die Champignons dazugeben und weitere 2 Min. köcheln lassen.
Die Sojasahne unterrühren und mit Salz und Pfeffer abschmecken.
Den Tofu trocken tupfen und in Würfel schneiden. 1 TL Rapsöl in einer kleinen beschichteten Pfanne erhitzen und den Tofu rundherum knusprig anbraten, salzen und auf das Currygemüse geben.

Marinierter Tempeh mit Ofengemüse

- 150 g Tempeh
- 1 EL Sojasauce
- 1 TL Thai-Curry-Pulver
- 1 TL Sesamöl

FÜR DAS OFENGEMÜSE

- 1 Bund Frühlingszwiebeln
- 1 rote Paprikaschote
- 1 kleiner Kohlrabi

ZUM BESTREUEN

- 1 EL Sesamsaat
- 1 EL Sonnenblumenkerne

FÜR DIE SAUCE

- 1 EL Sesamöl
- 2 EL Sojasauce
- Cayennepfeffer
- Salz
- 1 EL gehacktes Zitronengras (ersatzweise Petersilie)

Den Backofen auf 200° vorheizen. Das Tempeh in Scheiben schneiden. Die Sojasauce mit dem Curry verrühren, die Tempehscheiben damit bestreichen und zugedeckt ziehen lassen.
In der Zwischenzeit das Gemüse vorbereiten: Die Frühlingszwiebeln abziehen, längs halbieren und in etwa 3 cm lange Stücke schneiden. Die Paprikaschote waschen, putzen und längs in Streifen schneiden. Den Kohlrabi schälen und in 3 cm lange Stifte schneiden.
Die Zutaten für die Sauce glatt rühren.
Das Gemüse in eine Auflaufform geben, mit der Sauce beträufeln und mit Sesamsaat und Sonnenblumenkernen bestreuen. Ca. 40 Min. im vorgeheizten Ofen auf der mittleren Schiene backen, bis das Gemüse gar ist.
1 TL Sesamöl in einer beschichteten Pfanne erhitzen, die Tempehscheiben darin von beiden Seiten kräftig anbraten und auf dem Ofengemüse servieren.

Tipp Vom Ofengemüse können Sie gleich mehrere Portionen in einer großen Auflaufform zubereiten. Es lässt sich gut im Backofen oder in einer Pfanne aufwärmen.

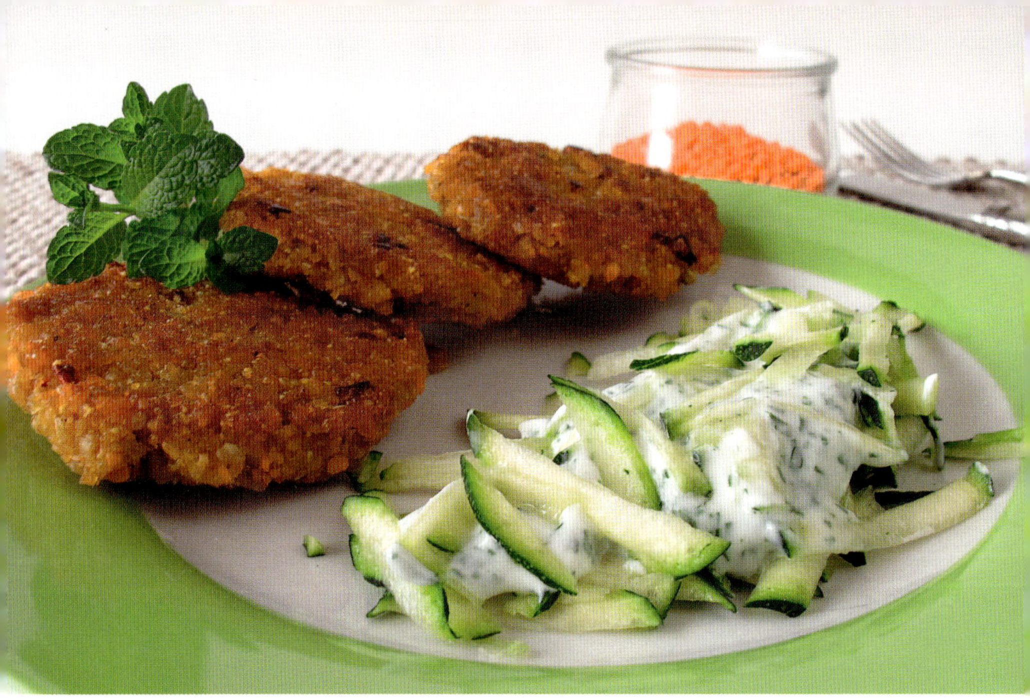

Foto oben

Linsenburger mit Sahnezucchini

Für 6 Stück (2 Portionen)

- 150 g rote Linsen
- 2 Schalotten
- Salz
- Cayennepfeffer nach Belieben
- 1 EL Thai- oder Madras-Curry
- 2 TL Guarkernmehl oder Johannisbrotkernmehl
- 2 EL Sesamsaat
- 2 EL Sesamöl

Die Linsen in der doppelten Wassermenge aufkochen und 15 Min. bei kleinster Hitze offen quellen lassen, bis alle Flüssigkeit aufgesogen ist. Den Backofen auf 120° vorheizen.
Die Schalotten abziehen, fein würfeln und zu den Linsen geben. Mit Salz, Cayennepfeffer und Curry kräftig würzen. Mit dem Pürierstab nicht zu fein pürieren – es dürfen noch ganze Linsen zu sehen sein. Das Guarkernmehl einrühren und mit feuchten Händen sechs kleine Laibchen formen.

Die Sesamsaat auf einem kleinen Teller ausbreiten und die Laibchen von beiden Seiten darin panieren.
Die panierten Laibchen auf ein Backblech legen und im Backofen 30 Min. trocknen lassen. Dabei einmal wenden.
Das Öl in einer beschichteten Pfanne erhitzen, die Linsenburger aus dem Backofen nehmen, von jeder Seite 2 bis 3 Min. knusprig braten und auf Küchenkrepp abtropfen lassen.
Wenn es mal schnell gehen soll, können Sie das Trocknen im Backofen auch weglassen. Allerdings werden die Laibchen im Backofen knuspriger. Die Linsenburger eignen sich auch gut zum Einfrieren. Deshalb ergibt unser Rezept auch gleich sechs Linsenburger.

FÜR DIE SAHNEZUCCHINI

- 1 kleiner Zucchino
- Salz
- 3 EL Sojajoghurt
- 1 EL fein gehackte TK-Kräuter
- Pfeffer

Den Zucchino waschen, putzen und in grobe Stifte hobeln. In kochendem Salzwasser 30 Sek. blanchieren. Durch ein Sieb abgießen und abtropfen lassen. Den Sojajoghurt mit den Kräutern vermischen und kräftig mit Salz und Pfeffer abschmecken.
Zum Anrichten drei Linsenburger auf einen Teller geben, das Zucchini-Gemüse danebenlegen und mit dem Kräuterjoghurt begießen.

REZEPTREGISTER